ADHDの子の育て方のコツがわかる本

監修

本田秀夫
信州大学医学部
子どものこころの発達医学教室教授

日戸由刈
相模女子大学人間社会学部
人間心理学科教授

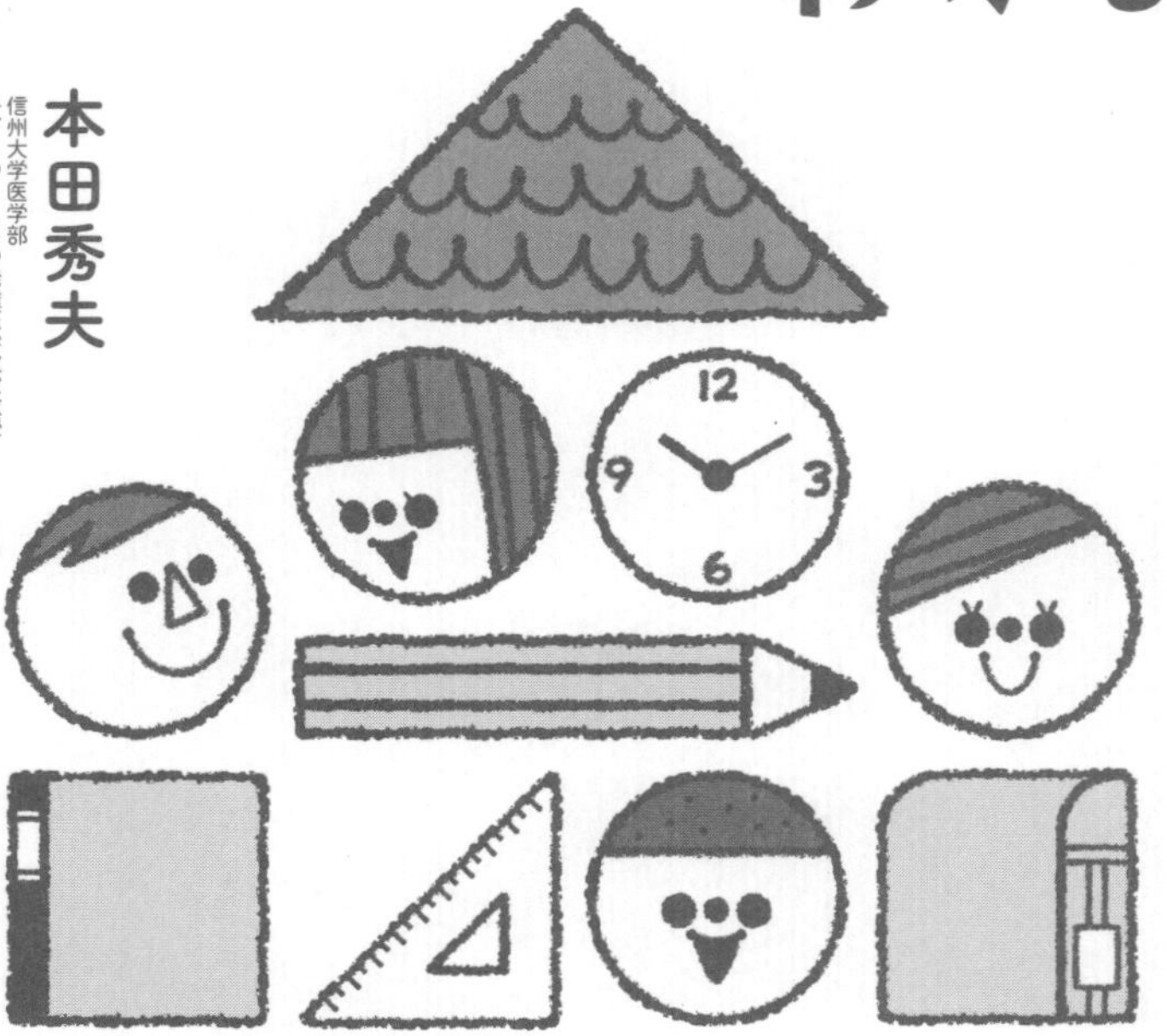

健康ライブラリー
スペシャル

講談社

まえがき

ＡＤＨＤ（注意欠如・多動症）の子にはアイデアが豊富で、思い立ったらすぐに動き出せるという特徴があります。前向きに、建設的に枠からはみ出していくタイプです。性格的に明るい子が多く、「にくめないお調子者」といった魅力があります。

そのいっぽうで、勢いよく動き回る分、うっかりミスが多く、まわりから「落ち着きがない」と言われることもあります。そうしてネガティブに評価され、何度も叱られていると、子どもは本来もっていた積極性や明るさを失っていきます。そのうえ緊張感が強くなり、ミスはそれまで以上に増えます。

ＡＤＨＤの子どもを健全に育てていくためには、まわりの人が「こまかいことを気にしない」ということが、きわめて重要です。

こまかいことをいちいち叱るのは、やめましょう。ＡＤＨＤの子が一つひとつのミスを反省して改善策にとりくんでいたら、人生が何回あってもたりません。それよりも、親が子どものミスを補い、成功体験を積み重ねていくほうが、よっぽど建設的です。

忘れ物が多いなら、いっしょにチェックしましょう。落ち着きがないなら、無理に座らせようとせず、動きながらでも課題にとりくめるように、親が考え方を変えましょう。

この本には、ＡＤＨＤの子の特徴を理解し、生活を工夫するためのヒントをまとめました。片付けや勉強など場面別のサポートも解説しています。ぜひ参考にしてください。

ただし、親がなにもかも肩代わりしていては、子どもは「誰かがやってくれる」という考えを身につけ、際限なく甘えるようになります。そういう態度を家庭の外でもみせてしまいます。

親はなにを手伝い、なにを子ども本人にまかせるか、考えていきましょう。本人も、自分にできることを知り、自分の限界を知る必要があります。そうして限界を知った子は、困ったとき、人に相談できるようになります。

子どもが本来の積極性や明るさを発揮しながら、苦手なことでは人を頼って、その子らしく生活していけるように、サポートしていってください。それがＡＤＨＤの子どもを育てるコツです。

信州大学医学部
子どものこころの発達医学教室教授
本田秀夫

もくじ

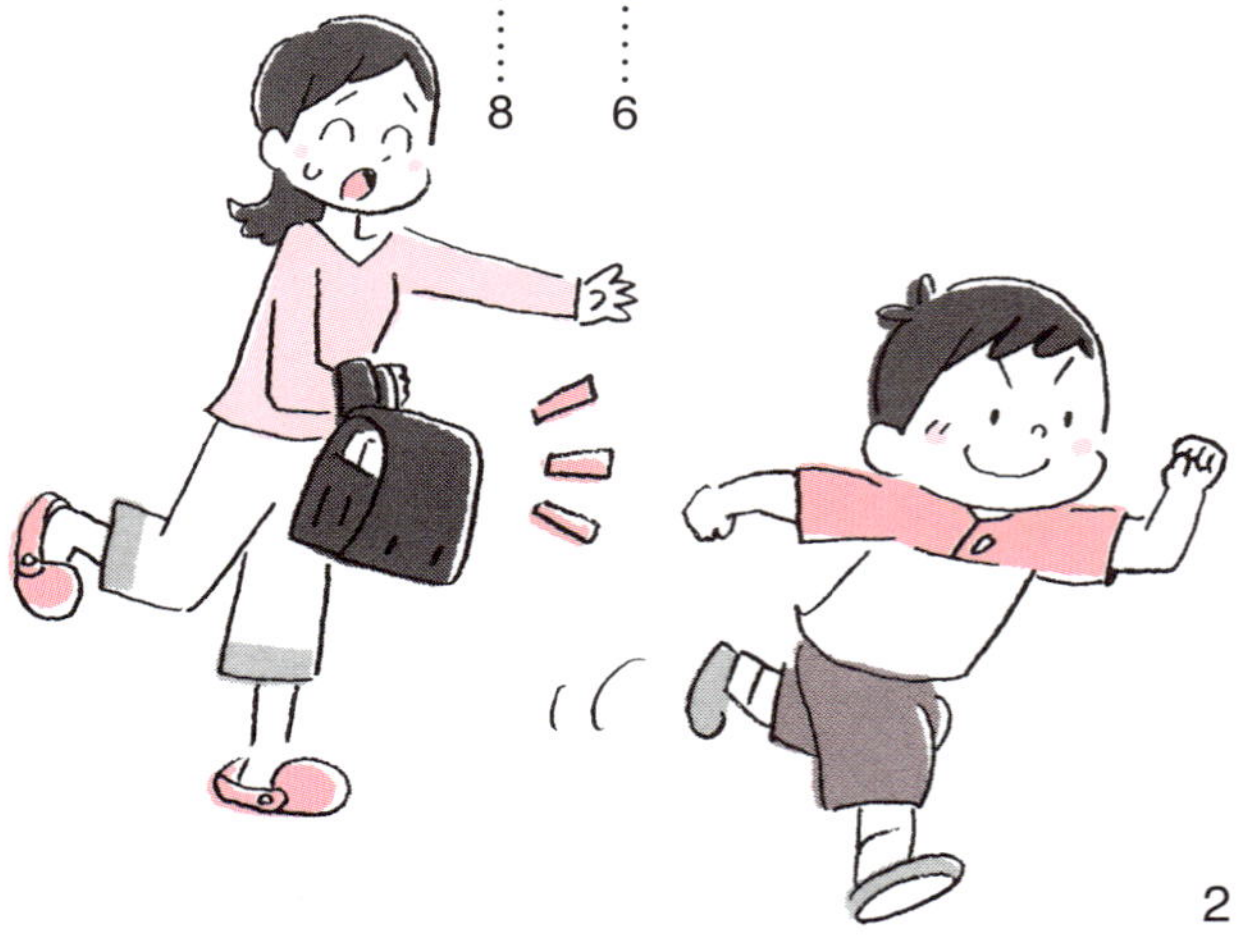

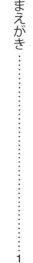

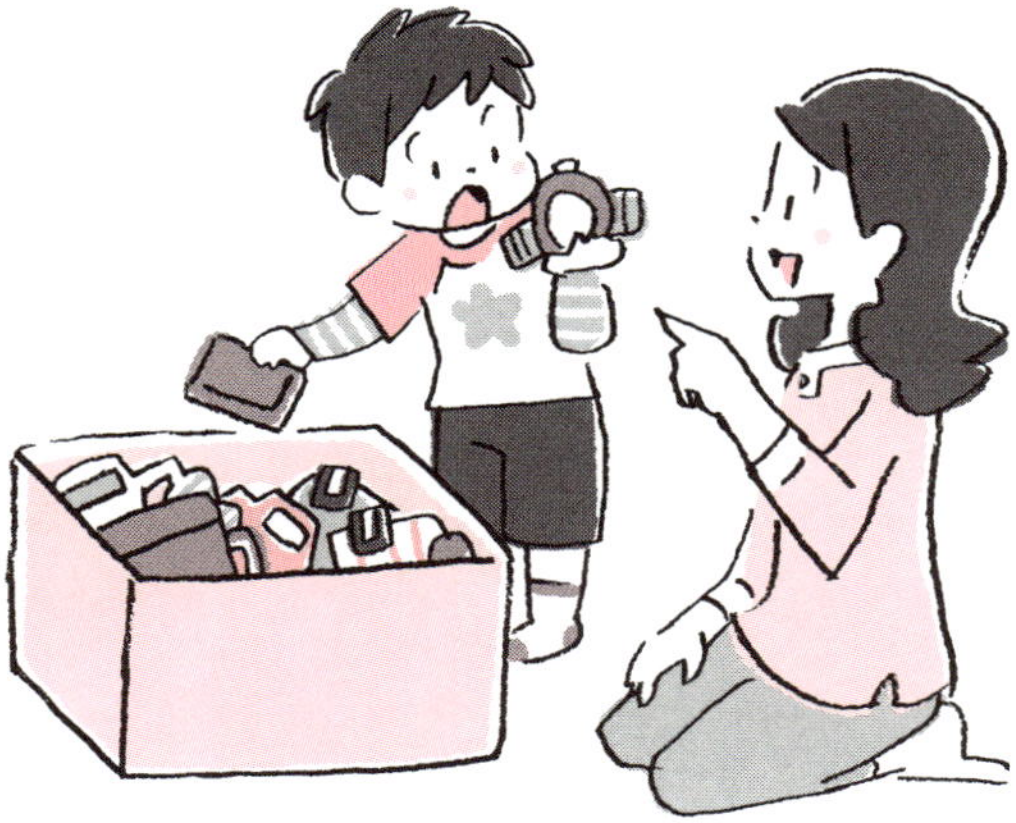

2 ADHDは問題か、それとも個性か

3 「子育ての基本」を見直すためのコツ

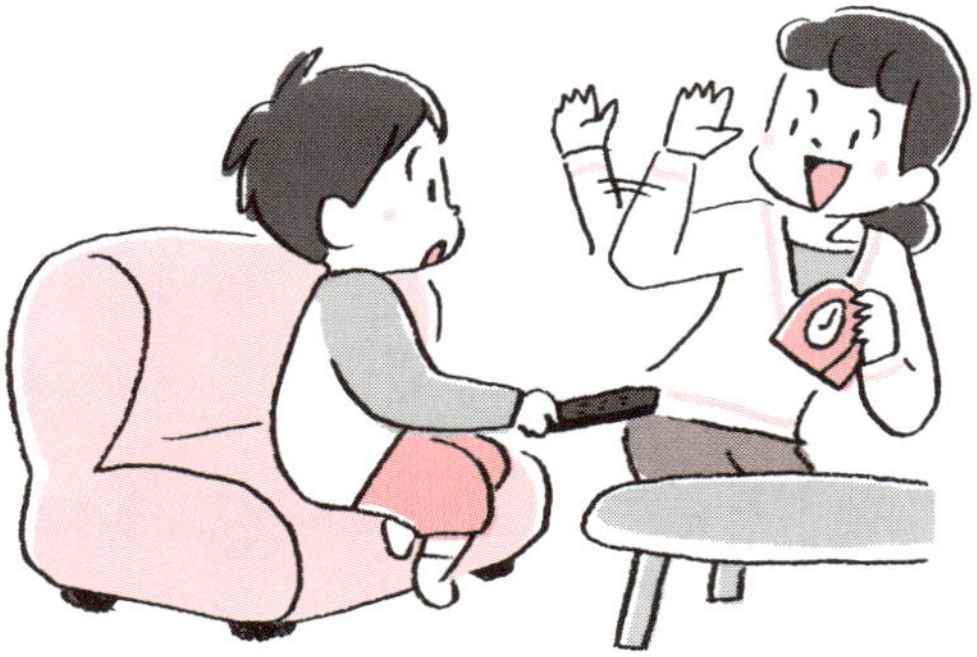

4 子どもの「苦手な場面」をサポートするコツ

マンガでわかる！ADHDの子の将来

気は散りやすいけど、まわりの理解が得られれば……元気で明るいキャラクター

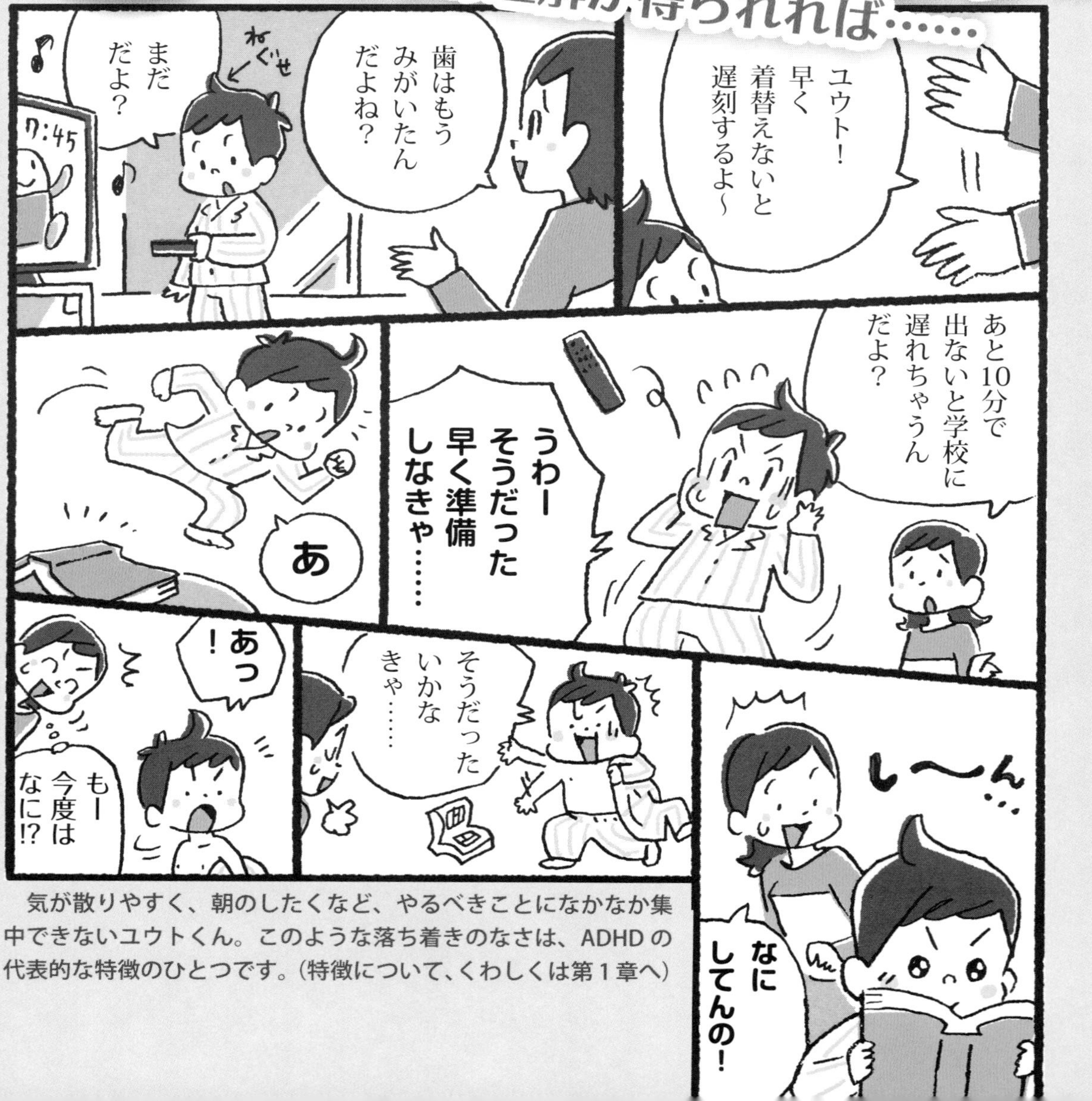

ユウト！早く着替えないと遅刻するよ〜
歯はもうみがいたんだよね？
ねぐせ
まだだよ？
7:45
あと10分で学校に遅れちゃうんだよ？
うわー そうだった 早く準備しなきゃ……
あ
あっ！
もー今度はなに!?
そうだったいかなきゃ……
し〜ん…
なにしてんの！

気が散りやすく、朝のしたくなど、やるべきことになかなか集中できないユウトくん。このような落ち着きのなさは、ADHD の代表的な特徴のひとつです。（特徴について、くわしくは第１章へ）

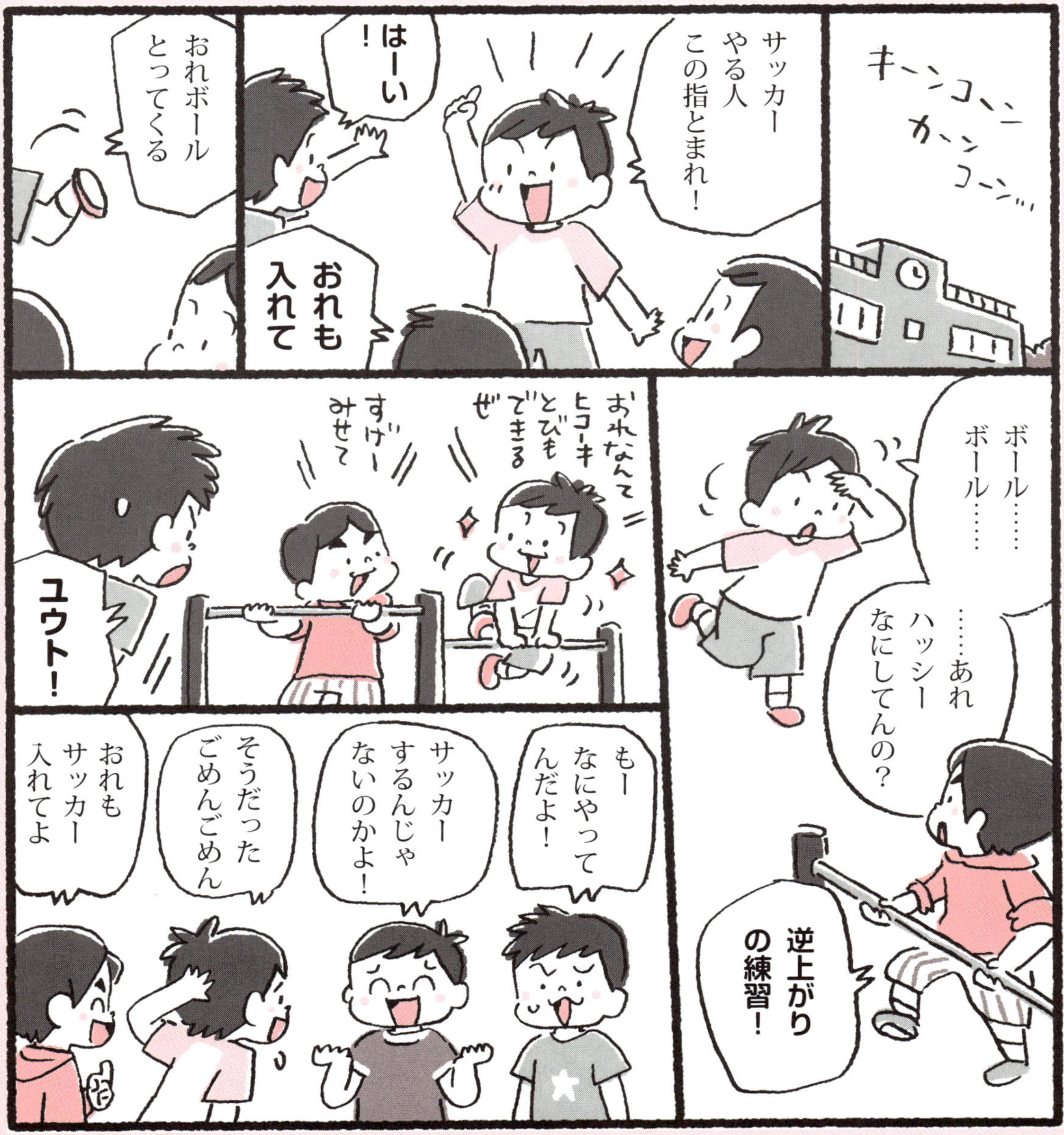
キーンコーン
カーンコーン…
サッカーやる人この指とまれ!
はーい!
おれも入れて
おれボールとってくる
ボール……ボール……
……あれ ハッシーなにしてんの?
逆上がりの練習!
おれなんてヒコーキとびもできるぜ
すげーみせて
ユウト!
もーなにやってんだよ!
サッカーするんじゃないのかよ!
そうだったごめんごめん
おれもサッカー入れてよ

用事をうっかり忘れてしまうこともあります。でも、家族や友達がそういう面を理解し、おだやかに接していけば、社会参加できます。

（特徴を理解し、サポートするコツは第２章へ）

マンガでわかる！ADHDの子の将来

冒険心をもって、ほかの人よりも積極的にチャレンジできる

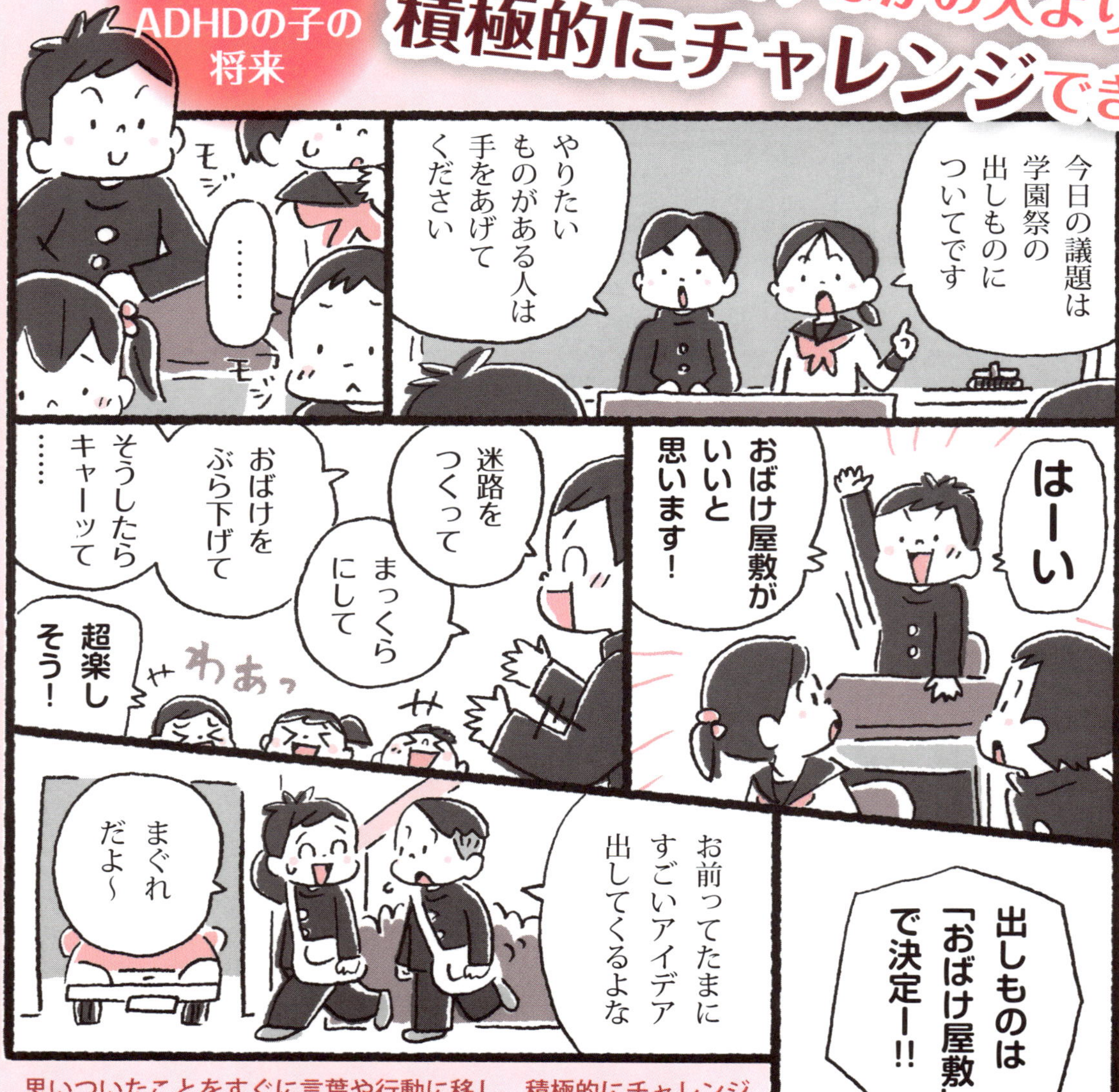
今日の議題は学園祭の出しものについてです
やりたいものがある人は手をあげてください
モジ
……
モジ
はーい
おばけ屋敷がいいと思います！
迷路をつくって
まっくらにして
おばけをぶら下げて
そうしたらキャーッて
……
超楽しそう！
わあっ

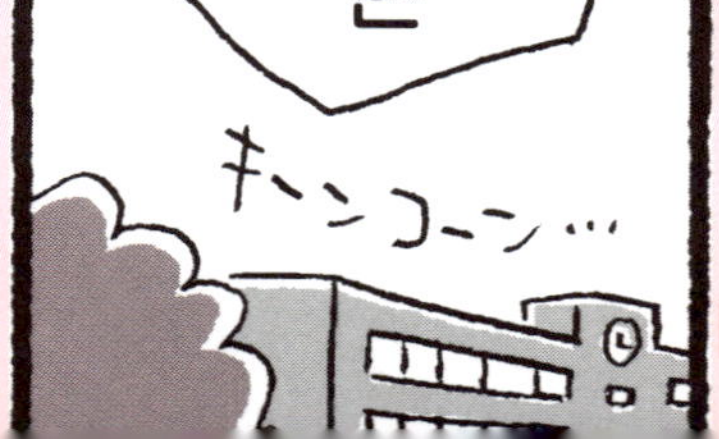
出しものは「おばけ屋敷」で決定ー!!
キーンコーン…
お前ってたまにすごいアイデア出してくるよな
まぐれだよ〜

思いついたことをすぐに言葉や行動に移し、積極的にチャレンジできるのは、長所のひとつです。本人の自信につなげていきたいものです。（魅力的な部分を育てる方法は第３章 48 〜 61 ページへ）

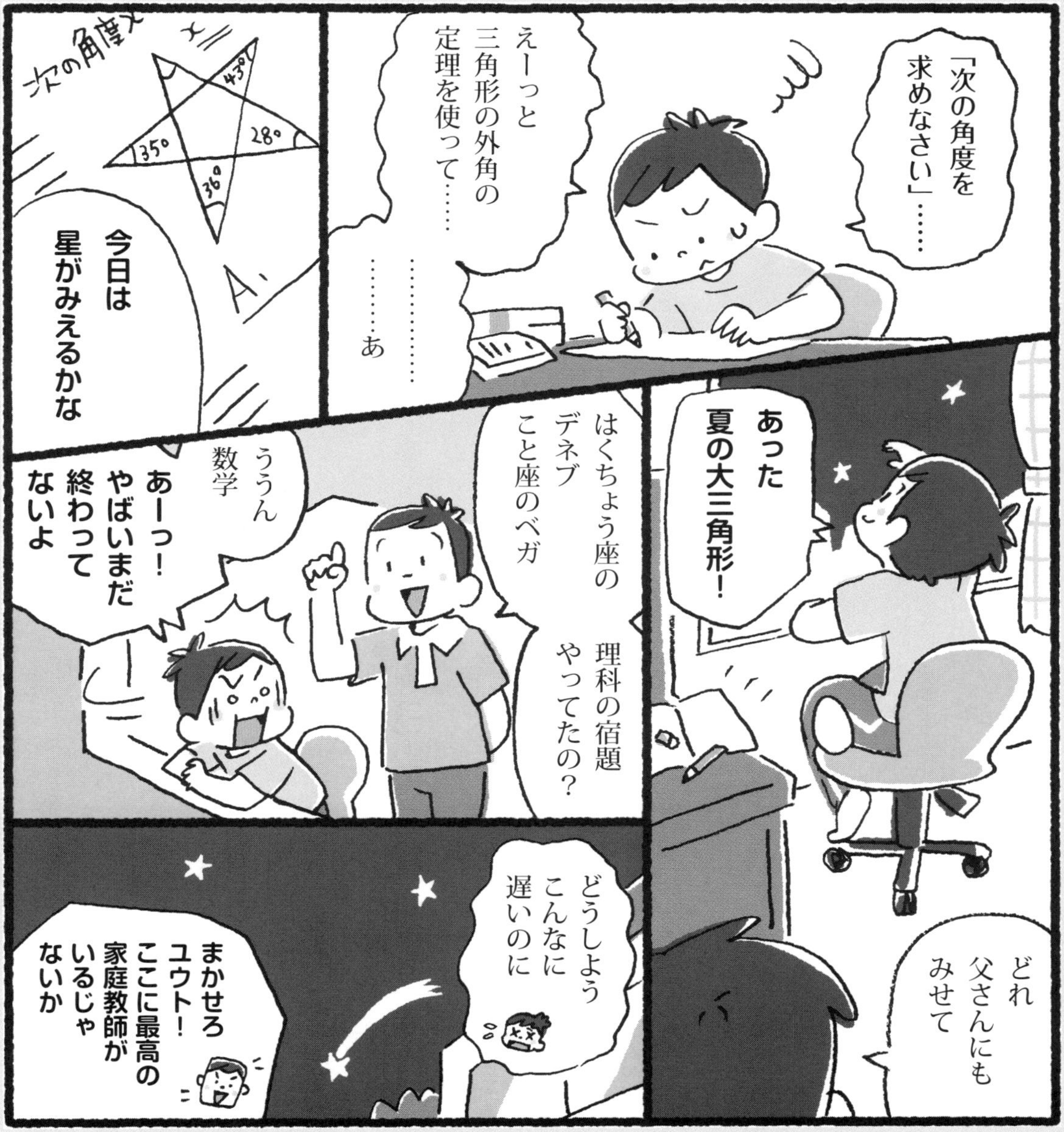
「次の角度を求めなさい」……
えーっと三角形の外角の定理を使って……
…………あ
今日は星がみえるかな
あった夏の大三角形！
はくちょう座のデネブこと座のベガ
理科の宿題やってたの？
ううん数学
あーっ！やばいまだ終わってないよ
どれ父さんにもみせて
どうしようこんなに遅いのに
まかせろユウト！ここに最高の家庭教師がいるじゃないか

　星空にみとれて宿題が進まない日もあったら、手伝ってもかまいません。そうして人のたすけを得ることも大切な経験になります。

（宿題など場面別のサポートは第４章へ）

マンガでわかる！ADHDの子の将来

いざというときには頼りになる、本番に強いタイプになれるかも！？

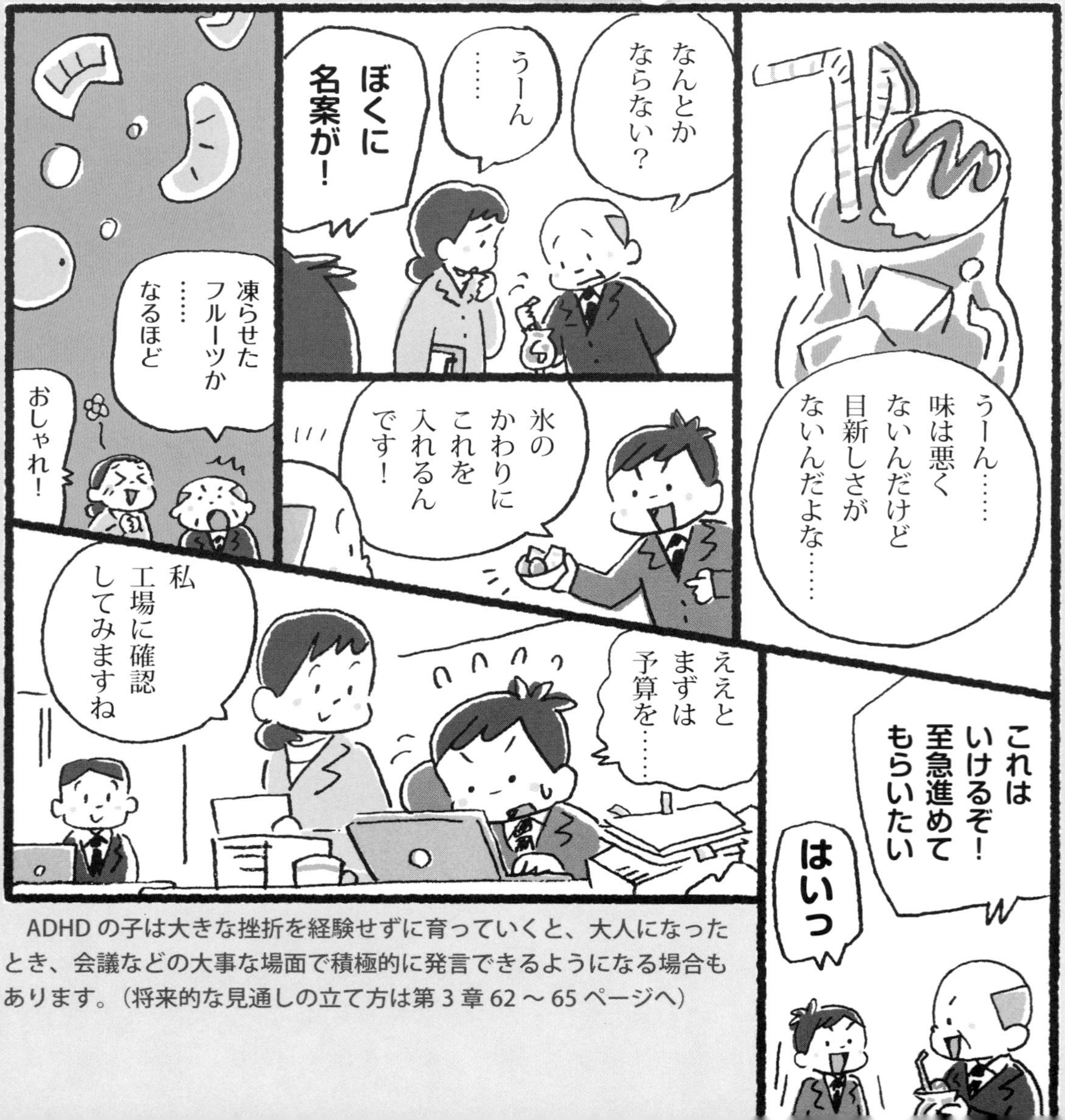
うーん……味は悪くないんだけど目新しさがないんだよな……
なんとかならない？
うーん……
ぼくに名案が！
氷のかわりにこれを入れるんです！
凍らせたフルーツか……なるほど
おしゃれ！
これはいけるぞ！至急進めてもらいたい
はいっ
ええとまずは予算を……
私工場に確認してみますね

ADHD の子は大きな挫折を経験せずに育っていくと、大人になったとき、会議などの大事な場面で積極的に発言できるようになる場合もあります。（将来的な見通しの立て方は第 3 章 62 ～ 65 ページへ）

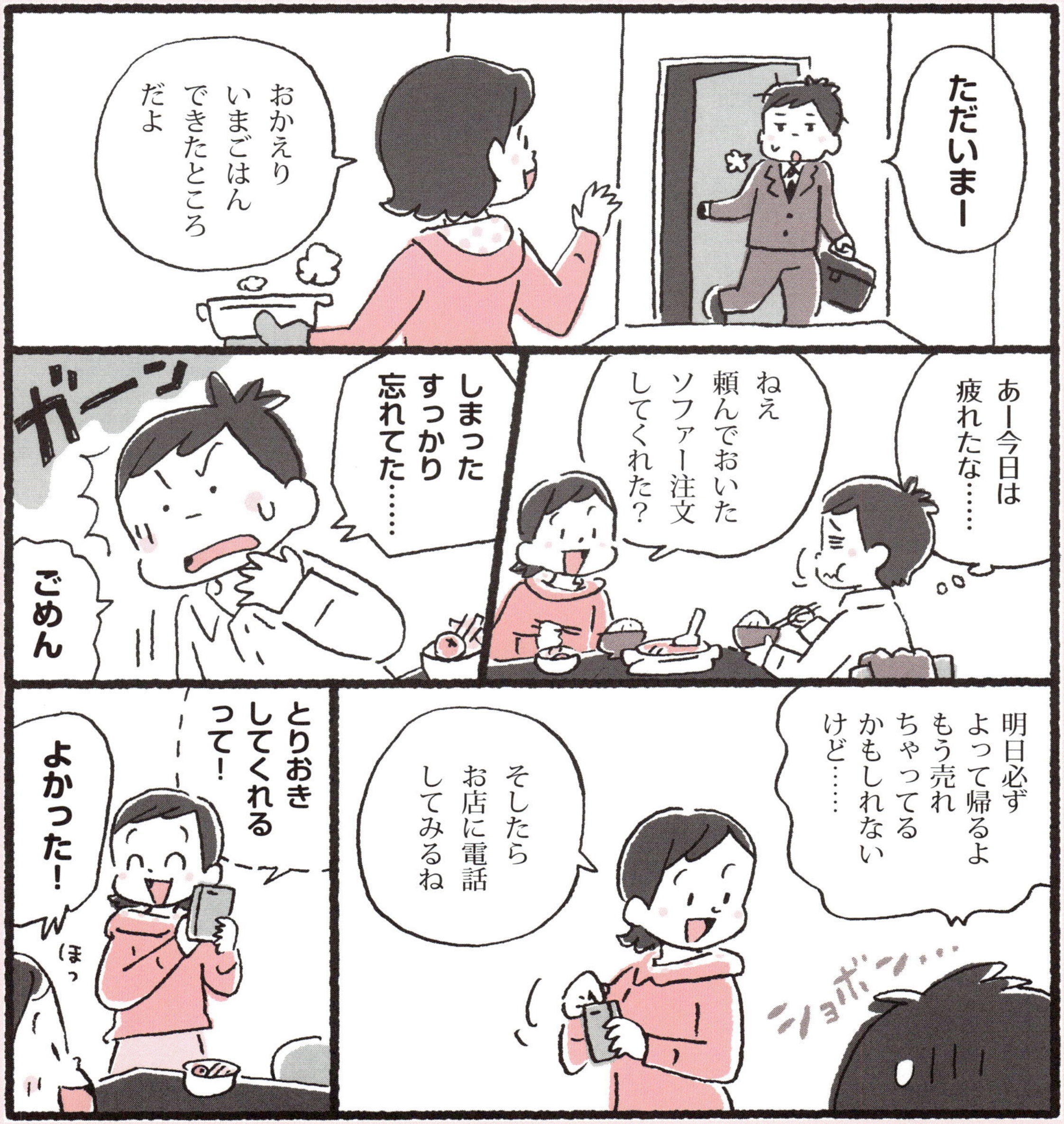
ただいまー
おかえり
いまごはん
できたところ
だよ
あー今日は
疲れたな……
ねえ
頼んでおいた
ソファー注文
してくれた？
ガーン
しまった
すっかり
忘れてた……
ごめん
明日必ず
よって帰るよ
もう売れ
ちゃってる
かもしれない
けど……
そしたら
お店に電話
してみるね
ショボーン……
とりおき
してくれる
って！
よかった！
ほっ

順調に育ち、長所をいかして生活できるようになっても、ADHD の特徴が消えるわけではありません。サポートは引き続き必要です。

（大人の ADHD へのサポートは 36 ページ・64 ページへ）

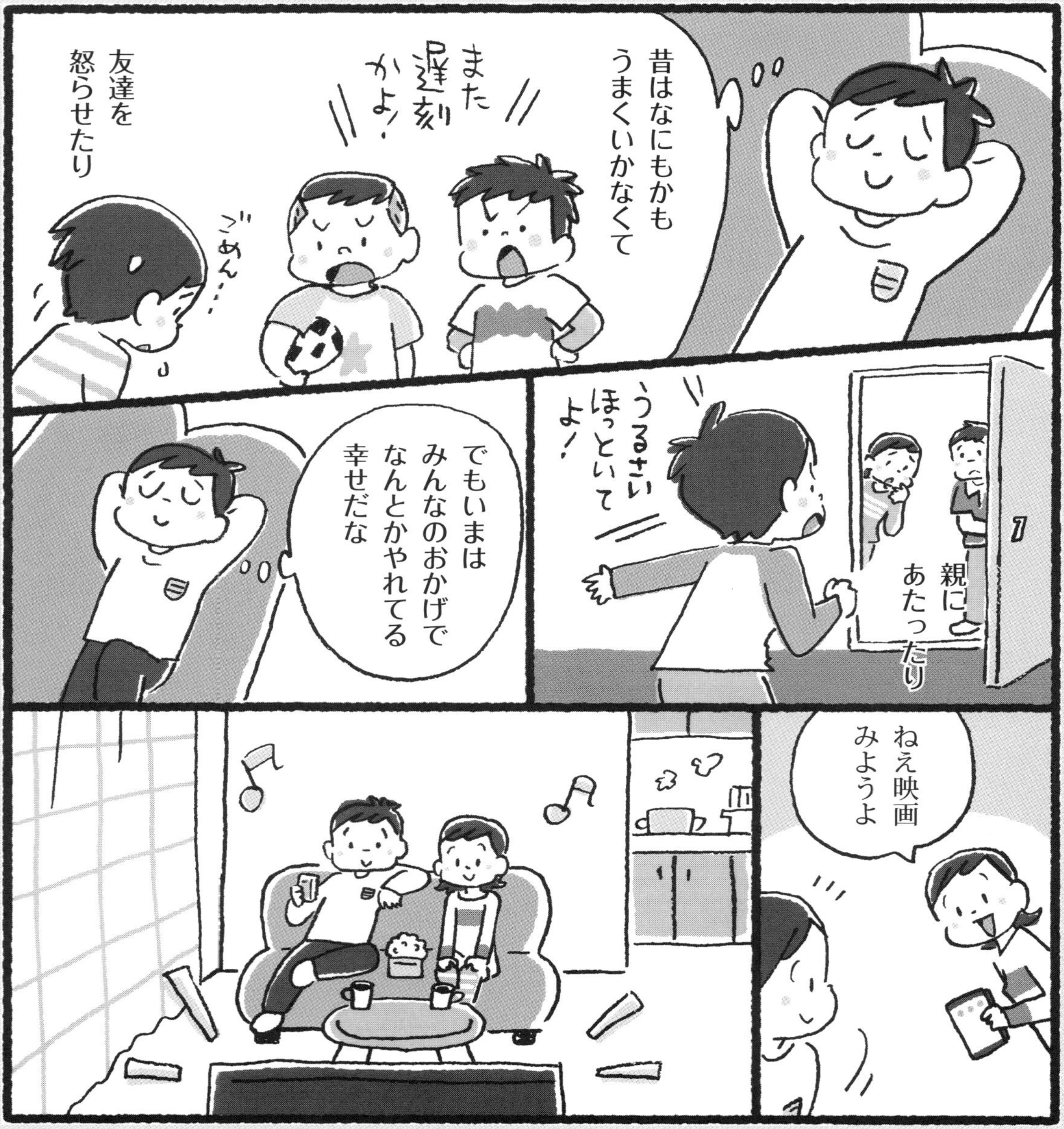
昔はなにもかも
うまくいかなくて
また遅刻かよ！
ごめん…
友達を怒らせたり
うるさいほっといてよ！
親にあたったり
でもいまは
みんなのおかげで
なんとかやれてる
幸せだな
ねえ映画
みようよ

一つひとつのつまずきを本人とまわりの人が気にしすぎず、「帳尻が合えばよい」というくらいに考えていれば、その本人なりのやり方が身についていきます。ユウトくんの歩みとこの本を参考にして、ADHD への考え方を見直してみてください。

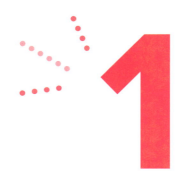

1

ADHDの子はどんなことで困るのか

一言でいえば「そそっかしい」のが、ADHDの子どもです。
そのために「うっかりミス」が多くて困っているのですが、
そういうタイプなのだと、まわりが理解することが大切です。
そそっかしくても、明るく元気に生活できていて、
なにごとも帳尻が合っていればそれでよいのだと、まわりが受け止めれば、
子どもは十分に社会参加でき、その子なりの生き方を身につけていきます。

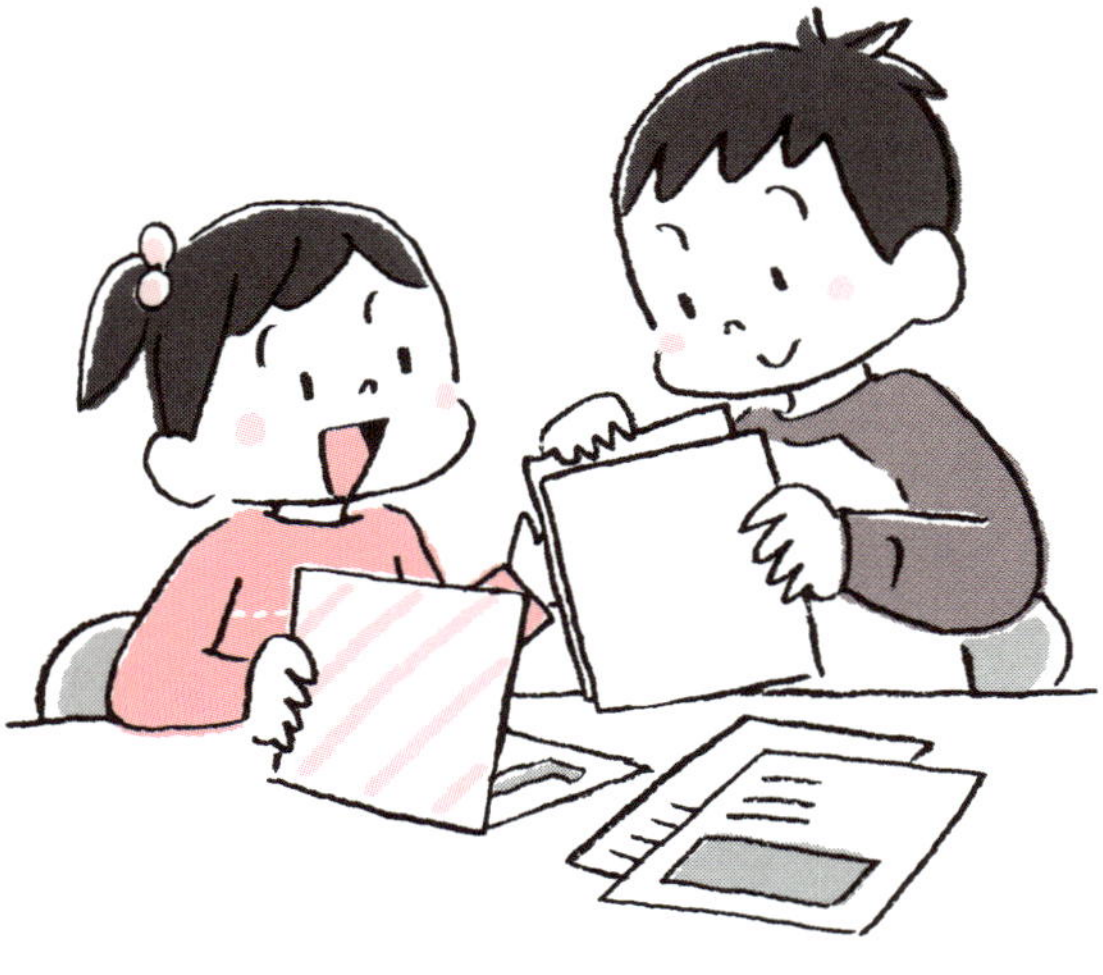

そもそもADHDとは――一言でいえば「そそっかしい」こと

ADHDとは

ADHDは、発達障害の一種です。発達障害というのは先天的な脳機能の異常で、しつけや本人の努力で変えられるものではありません。脳機能の特徴を理解し、それに合わせて生活を調整していく必要があります。

発達障害の一種

ADHDは発達障害の一種。ほかに自閉症スペクトラムやLDなどの種類があり、それらが併存することもある

原因は脳にある

ADHDの原因は脳機能の異常。生まれながらに脳機能にかたよりがあり、それによって多動などの特徴が出やすい

対応の基本は環境調整

対応の基本は本人やまわりの人がADHDを理解し、生活を調整すること。難しい場合に薬を使うこともある

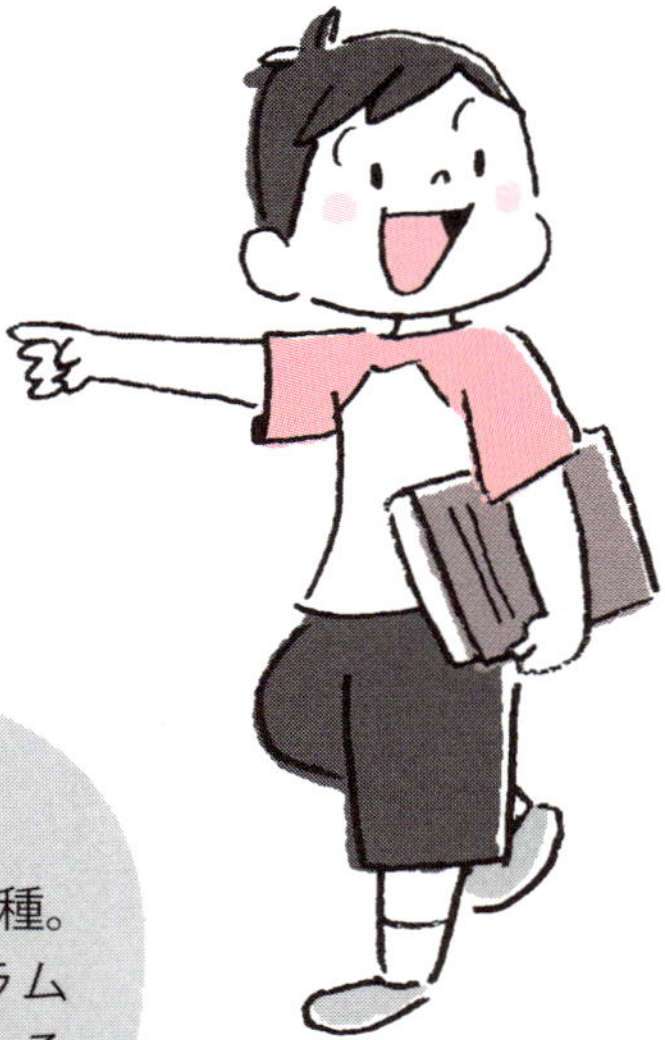

脳機能の異常で、外見上の特徴がない。そのため、障害に気づかれにくい

障害というよりタイプとして考える

ＡＤＨＤは、脳機能の異常によって不注意や多動性、衝動性といった特徴がみられる状態です。それらの特徴が強く現れ、生活上の支障となったときに、発達障害として診断されます。

特徴の現れ方は、本人の生活や周囲との関係などによって異なります。なかにはとくに支障が出ない人もいて、その場合ＡＤＨＤの特徴があっても診断は出ません。

ＡＤＨＤとは、その人の特徴であって、必ずしも障害ではないということです。病気や障害というよりもタイプとしてとらえ、それが生活上の支障につながらないよう、対応することが重要です。

ADHDの特徴

「ADHD」というのは略語で、正式名称はAttention-Deficit / Hyperactivity Disorderです。日本語では「注意欠如・多動症」といいます。その特徴を医学的には大きく3つに分けることができますが、一言でいえば「そそっかしい」ということです。

多動性

よく動き、落ち着きがない。座っていても手足や上半身が動く、順番をじっくり待てない、じっと集中して勉強するのが苦手といった特徴がみられる

衝動性

思いついたら行動してしまう。気になるものをみつけると授業中でも立ち歩く、急に発言する、思いつきで話すので会話が食い違うといった特徴がみられる

不注意

気が散りやすく、集中しているのが苦手。うっかりミスが多い、よく忘れ物をする、聞いていたはずの話を覚えていないといった特徴がみられる

こんなふうに考えよう！

「不注意」「多動性」などと専門的に表現することもできるが、それらの特徴は誰にでも少しは当てはまるもので、日常的には「そそっかしい」「うっかり」などと呼ばれている。そそっかしさが強く、そのせいで苦しんでいる子というふうに考えると、理解しやすい

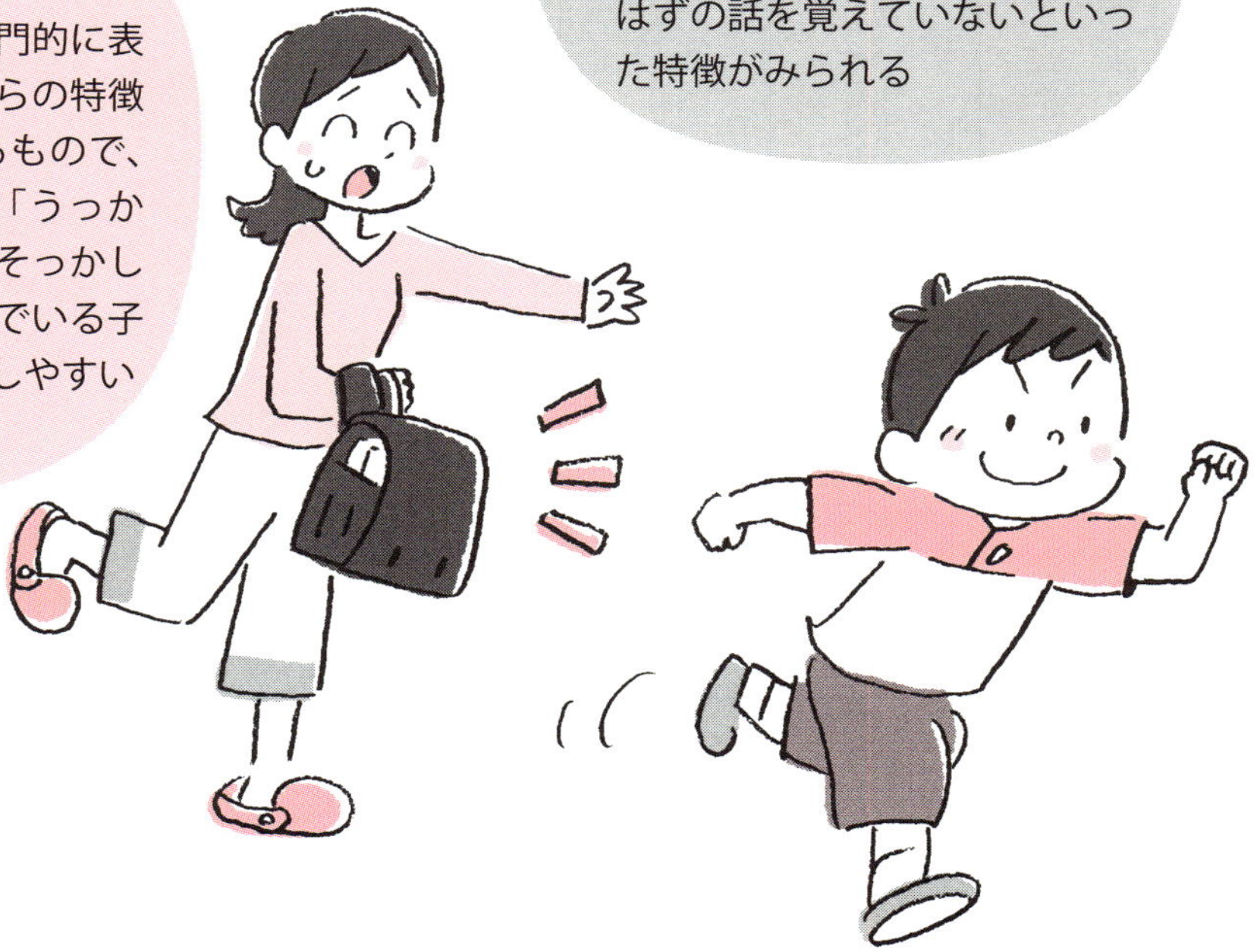

「ランドセルをもたずに登校してしまう」など、そそっかしさの度合いが強く、しかもくり返される。まわりも困るが、それ以上に本人が困っている

子どもの頃は集団から逸脱してみえる「多動性」が問題に

不注意は目立たない場合も

子どもの頃は、不注意の特性があっても、それほど目立たないこともあります。うっかりミスが多いことに親が気づき、サポートできている場合です。

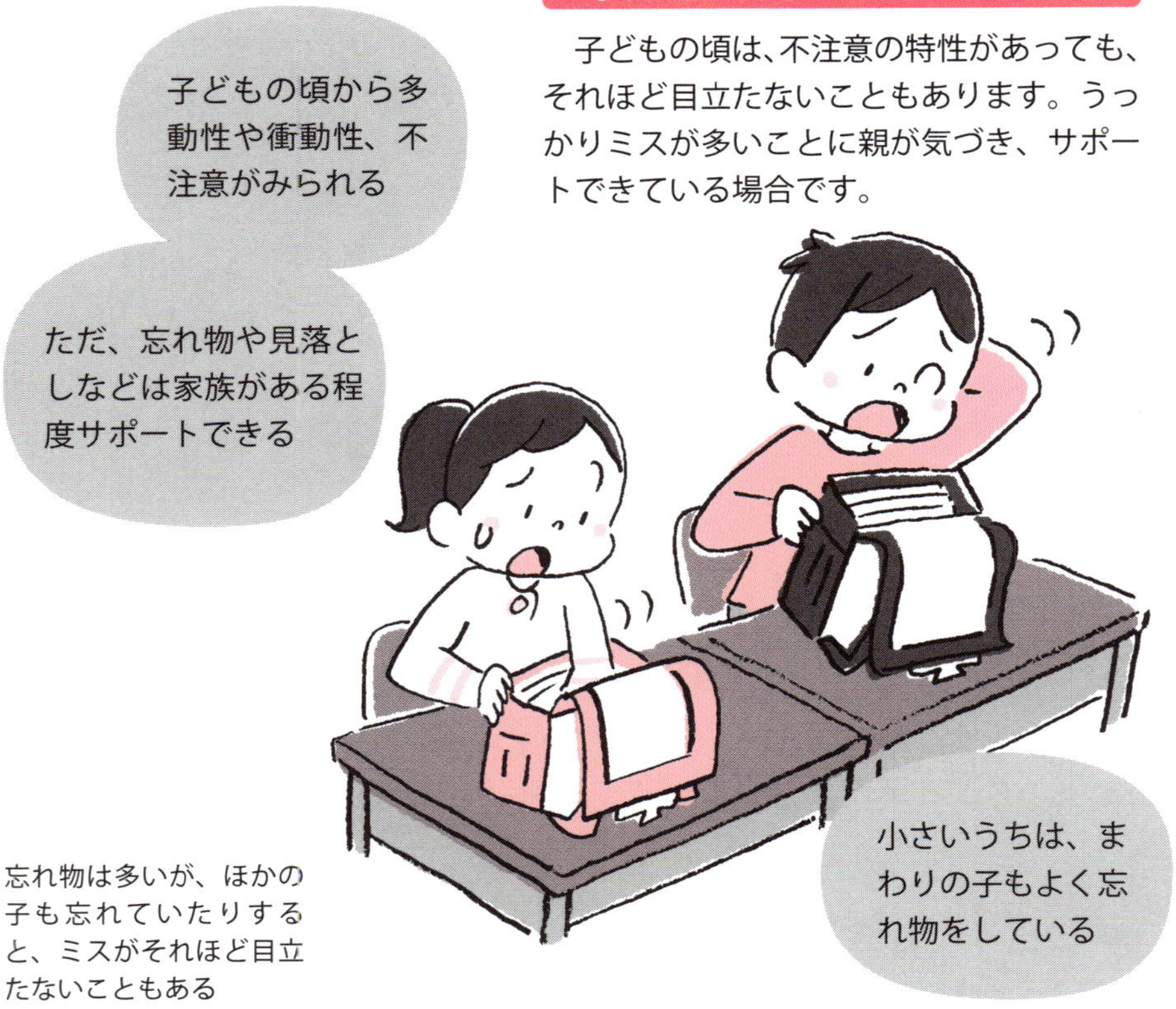
子どもの頃から多動性や衝動性、不注意がみられる
ただ、忘れ物や見落としなどは家族がある程度サポートできる
小さいうちは、まわりの子もよく忘れ物をしている

忘れ物は多いが、ほかの子も忘れていたりすると、ミスがそれほど目立たないこともある

学校などで集団に合わせるのが苦手

ＡＤＨＤの子は小学校に入る頃から、多動で落ち着きがなく、集団行動に適応できないという問題を指摘されがちです。

このタイプの子には、思い立ったらすぐに動き出したいという特徴があり、集団のなかでほかの子に合わせてじっとしていることが苦手です。それが授業のように集団で一定の行動をとる場面では、問題になってしまうのです。

不注意でうっかりミスが多いという悩みもありますが、その点では家族のサポートを受けやすく、とくに幼児や小学校低学年のうちは、子どもによっては問題につながらない場合もあります。

多動性・衝動性が目立つ

子どもの頃に目立ちやすいのは、多動性や衝動性です。学校などで、ほかの子がじっと黙っているときに動いたりしゃべったりして、集団から逸脱してみえることがあります。とくに問題を起こしていなくても、集団に合わせないというだけで問題視されがちです。

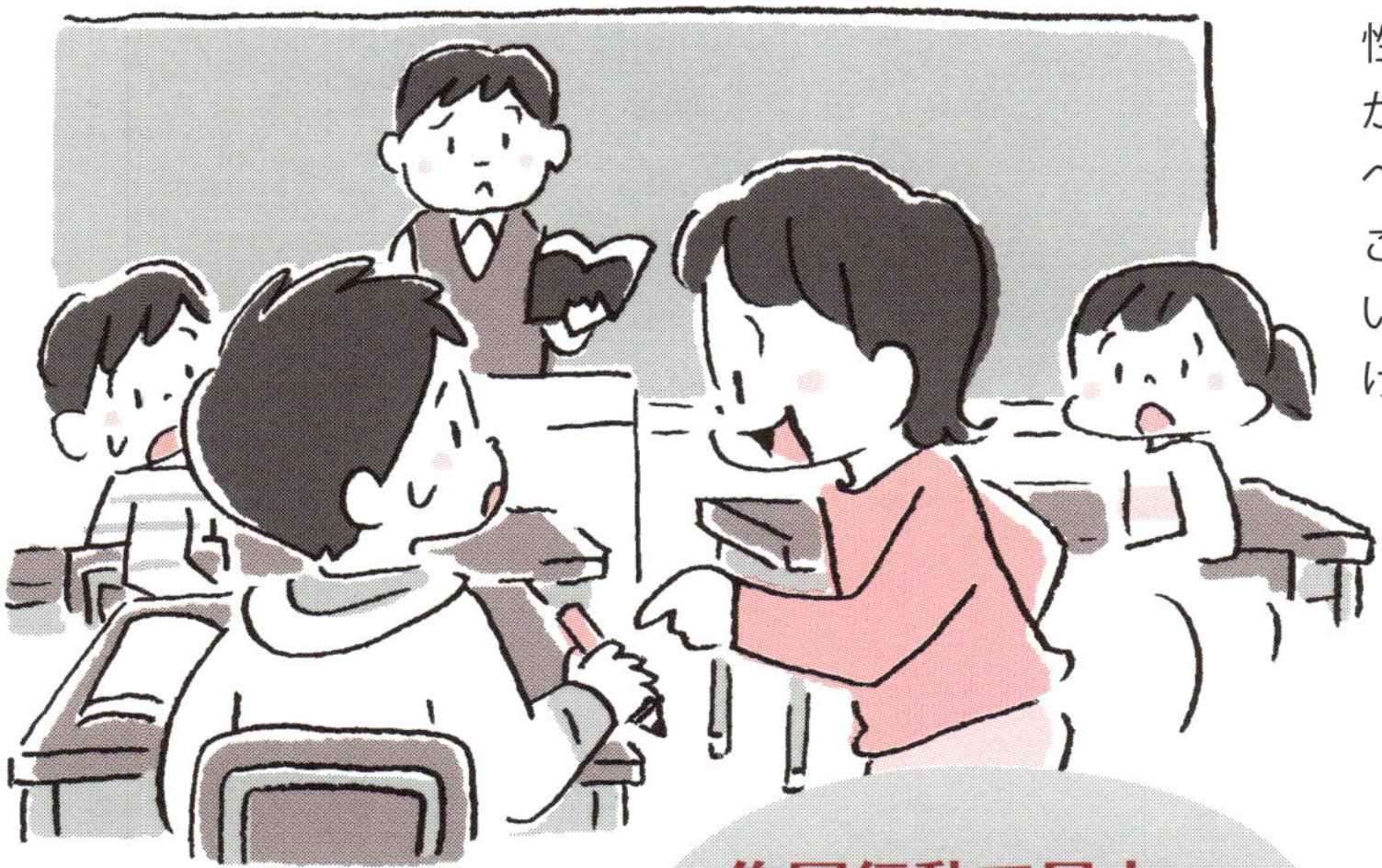

友達が新しい文具をもっていることに気づくと、授業中でも話しかけにいってしまう場合がある

落ち着きがない

じっと黙って座っていることが苦手。つい体を動かしたり、思いついたことを話したりしてしまい、落ち着きがないようにみえる

集団行動で目立つ

小学校中学年くらいになって、まわりの子に落ち着きが出てくると、ADHDの子の勢いが集団のなかで目立ってしまう

問題視される

少し立ち歩いたくらいのことでも、集団行動からの逸脱として、問題視されてしまう場合がある

じつは多動の子の一部が自閉症スペクトラム？

子どもの頃には多動が目立つわけですが、就学前の幼いうちから集団になじまない様子がみられる場合、自閉症スペクトラムの可能性も考えられます。

就学前はどの子も落ち着きがないため、多少の多動では目立たないものです。その時期から集団からの逸脱がみられる場合、その子に独特のこだわりがあり、ほかの子とは違う興味をもって活動している可能性があります。それは自閉症スペクトラムの特性です。

医療関係者や支援者は、そうした視点をもつことも大切です。

長い目でみると「不注意」型で社会適応が難しくなることがある

多動はおさまってくる

多動は、子どもの頃には目立ちやすいのですが、成長するにつれて、徐々におさまってくるものです。経験を重ねるなかで子どもが極端な行動をさけられるようになると、ほどほどの多動として残ります。

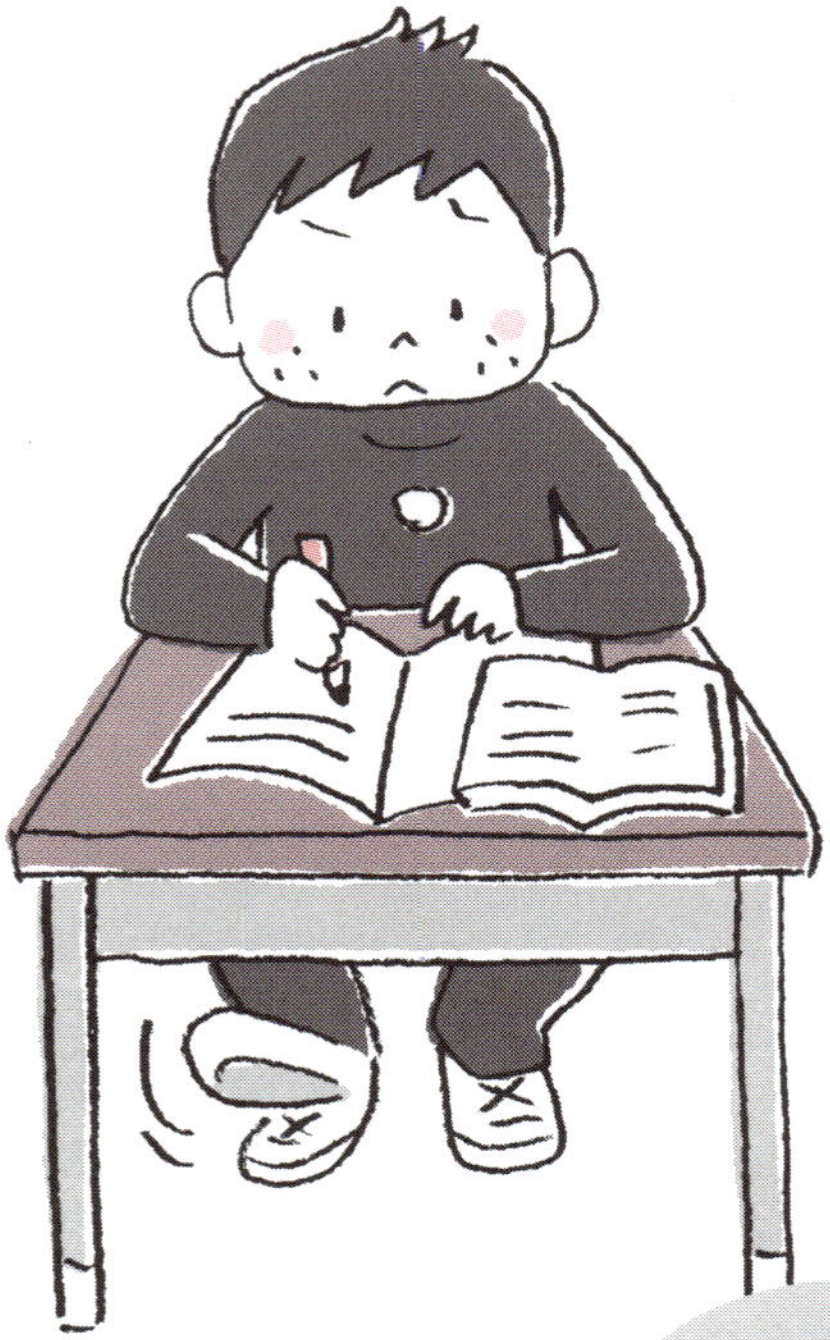

勉強中につま先をトントンと動かす程度の動きに落ち着いてくる

集団から逸脱するような多動は減っていく

代わりに手足などを小さく動かす動作などが残る

アクティブな部分が適度に残り、長所になる人も

家庭でも職場でもうっかりミスが出やすい

子ども時代には集団行動の悩みが多いのですが、成長するにつれて、それが変わってきます。

集団から逸脱してみえる多動はおさまる傾向があり、それに替わって不注意が目立つことが多いのです。時間や持ち物の管理など、子ども時代には家族に手伝ってもらっていたことを自分でおこなうと、そこに抜けが生じてきます。

また、衝動的な思いつきが残っていて、そのために持ち物の管理などで注意深く行動することが苦手な場合もあります。

結果として、家庭や職場でひとりで行動しているときにミスが出やすくなってしまうのです。

大人はうっかりミスが目立つ

中学生くらいから大人になるまでに、多動性が落ち着いてくるなかで、不注意が目立ちはじめる場合があります。成長してから社会適応に苦しむのは、どちらかというとこのタイプの人です。うっかりミスが悩みの種になります。

不注意が残る

もともと気が散りやすいところがあり、大人になっても忘れ物やミスがなかなか減らない。まわりも困るが、本人も困っている

サポートが減る

不注意が解消しないいっぽうで、家族によるサポートは減っていく。子どもの頃よりも失敗が増えてしまう

ミスが目立つ

家庭でも職場でもミスが目立つようになり、本人の自己評価が低下。自分は役に立たない人間だと感じてしまう

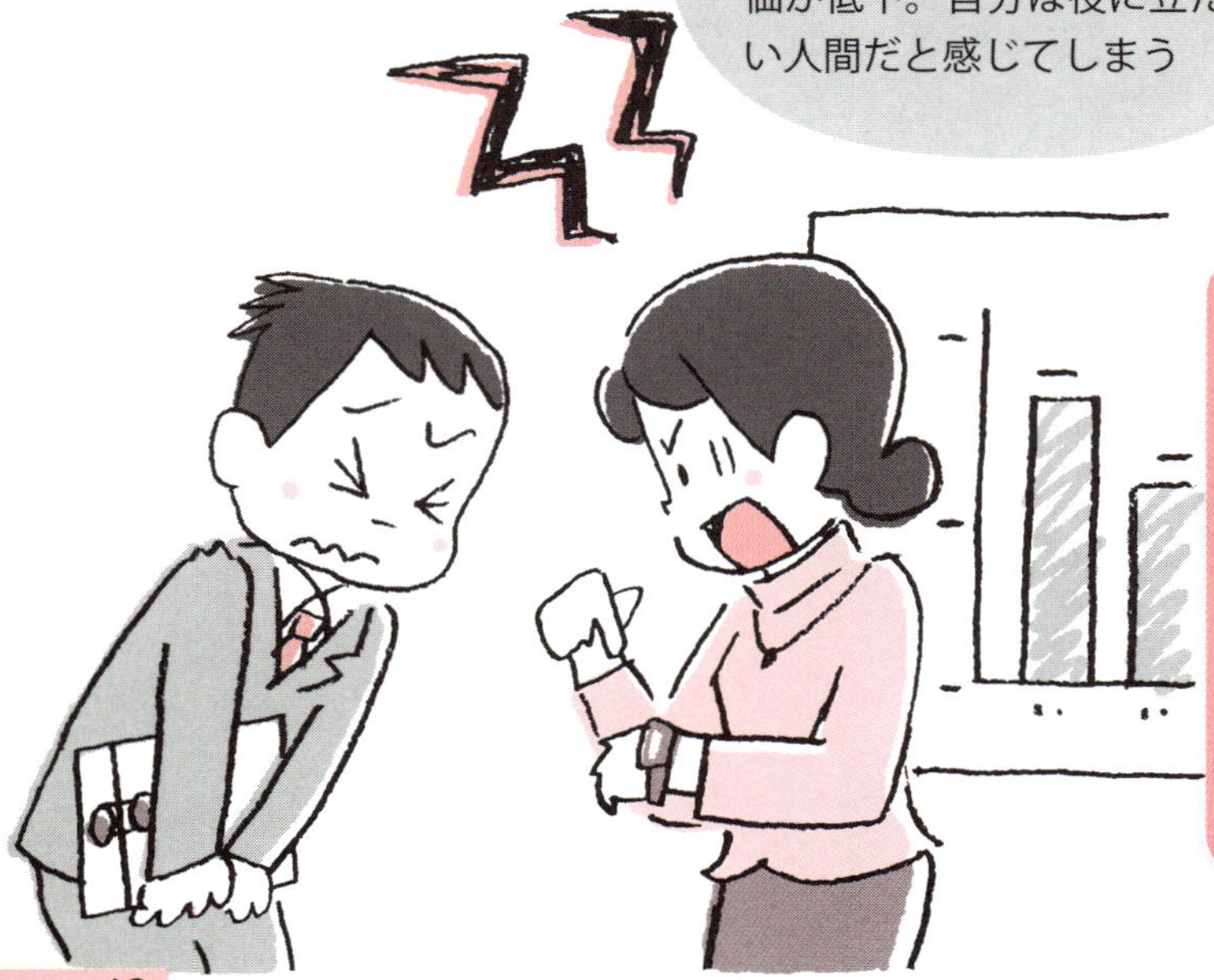

大切な会議の日時を間違えてしまい、仕事上の大問題に。不注意への対応に苦しむ

特徴の現れ方は人それぞれに違う

ADHDには三つの特徴がありますが、多動性・衝動性が強く出る人もいれば、不注意が強い人もいます。同じADHDでも人によって特徴の現れ方は違うのです。

不注意が強く出る不注意型の人が、大人になってからうっかりミスに悩む傾向があります。

悩みが大きくなってくるのは小学校中学年・高学年から

サポートも必要になってくる

個人差はありますが、ＡＤＨＤの子の悩みが大きくなってくるのは、だいたい小学校中学年か、あるいは高学年からです。

それまでにも忘れ物や見落としといった課題はありますが、低学年くらいまでは、まだ子どもだからということで、大目にみてもらえている場合があります。

中学年くらいになると、学校で習う教科が増え、試験も難しくなり、家庭生活でも持ち物の管理などを子どもがひとりでおこなうようになります。

そこでＡＤＨＤの特徴による困難が目立ち、サポートが必要になってくるのです。

悩みごとの移り変わり

ADHD の子の悩みは多くの場合、小学校に入ったあとから大きくなっていきます。家族やまわりの人が適切にサポートできるかどうかが、その子の人生を左右します。

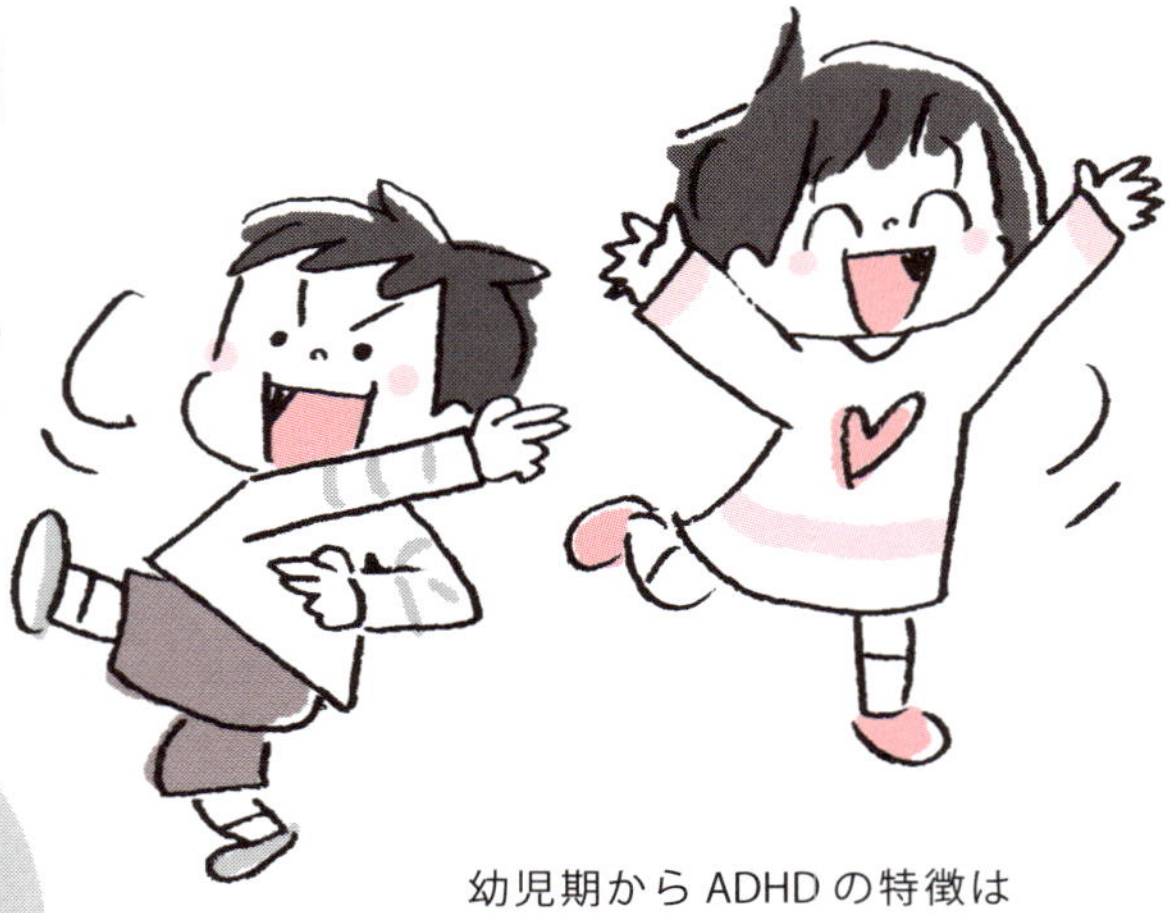

幼児期から ADHD の特徴はあるが、ほかの子との差にならないため、まだ目立たない

幼児期は目立たない

幼児はどの子もまだ落ち着きがなく、思いつきの言動や、忘れ物も多い。ADHD の特徴があっても目立ちにくい

学齢期に悩みが増える

小学校に入ると、ほかの子が落ち着きはじめるため、同じようにできないことが出てきて、それが悩みになる

二次障害につながる

生活上の支障が多いままでは、うつや不安、身体症状などが起こってくる場合がある。ADHD の困難に加えて二次的な障害が起こる

Point

ADHD など発達障害がある子どもを育てるうえで、もっとも重要なのが二次的な障害を起こさせないことです。

サポート不足で悪化

悩みが増えていくなかで、家族や先生など、まわりの人のサポートが不足していると、状態が悪化してしまう

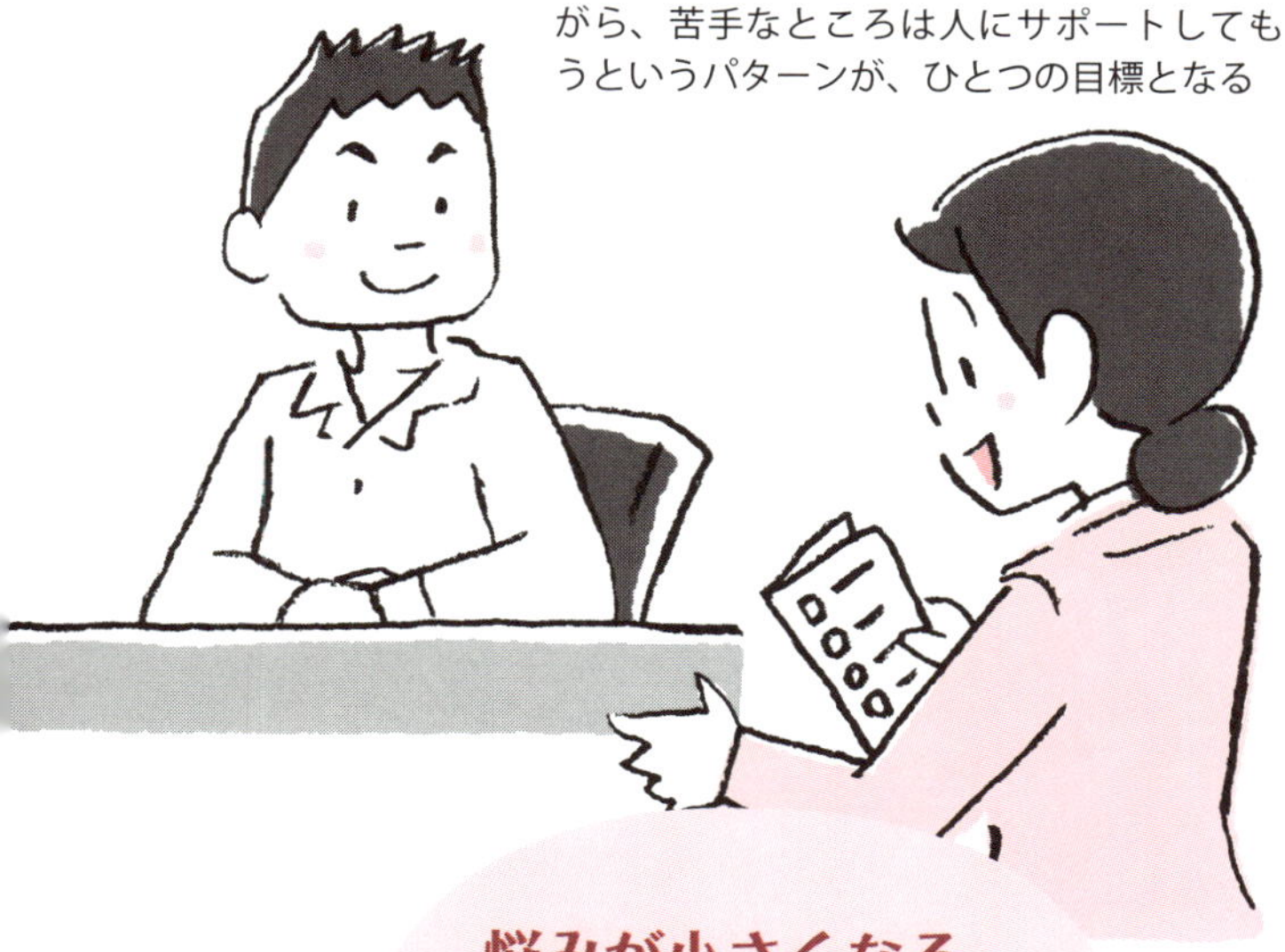

アイデアマンの社長が、苦手なスケジュール管理は部下にまかせているという例がある。そのように、自分の得意なところで貢献しながら、苦手なところは人にサポートしてもらうというパターンが、ひとつの目標となる

2つのスキルを育てる

悩みが増えてきたときに、自分なりのやり方を探すとともに、まわりの人からサポートを得て、自律スキルとソーシャルスキルを育てることができれば、状態は改善する

24・26 ページ参照

悩みが小さくなる

ADHD の特徴や悩みがなくなるわけではないが、悩みが小さくなる。大人になるまでにスキルを少しずつ育てていくことができる

「勉強に集中できない」ことと「切り替えが苦手」で困っている

ADHDの子が困ること

ADHDの子は「勉強に集中できない」ことや「切り替えが苦手」なことなどに、困っています。本人なりに努力や工夫はしているのですが、それがまわりの人に理解されず、苦しんでいるのです。

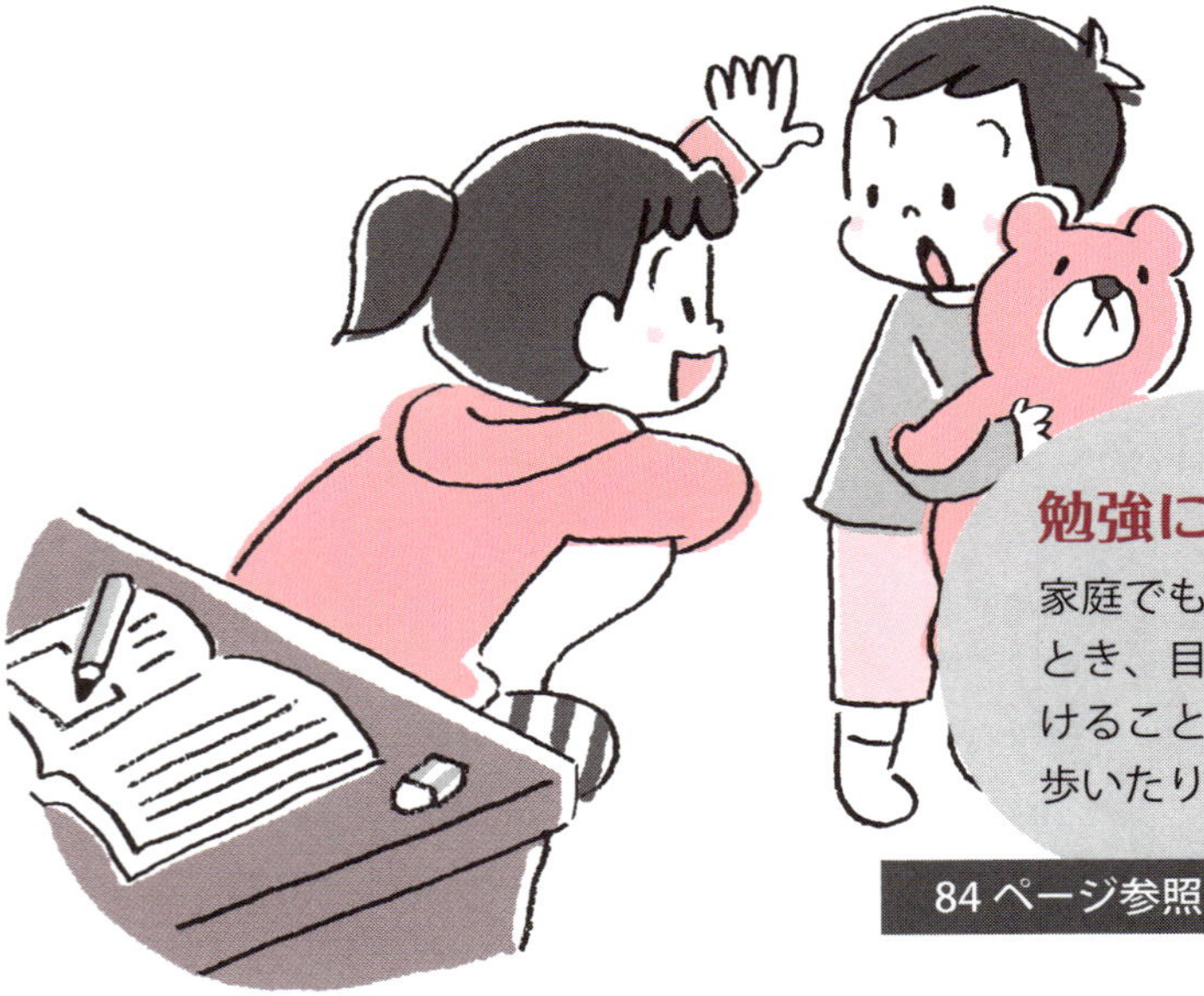

まわりのものに気をとられて、勉強を中断してしまう。なかなか集中できない

勉強に集中できない

家庭でも学校でも、勉強をするとき、目の前の課題に集中し続けることが難しい。途中で立ち歩いたり、しゃべったりする

84ページ参照

勉強中や人の話を聞くときなどに姿勢が悪い。手足をブラブラと動かしたりする

56・84ページ参照

宿題にコツコツととりくむのが苦手。夏休みの宿題には期限ギリギリまで着手できない

88ページ参照

重要なことを優先できない

ADHDの子は、宿題や時間を守ることといった、まわりの人が重要視することを、うまく優先できないときがあります。

たとえば、勉強をする時間なのに、テレビをみるのがやめられないことがあります。テレビを切っ旅行の日、出発の時間が迫ってきているのに、つくりかけのプラモデルを完成させようとする。状況をみて優先順位を切り替えることがうまくできない

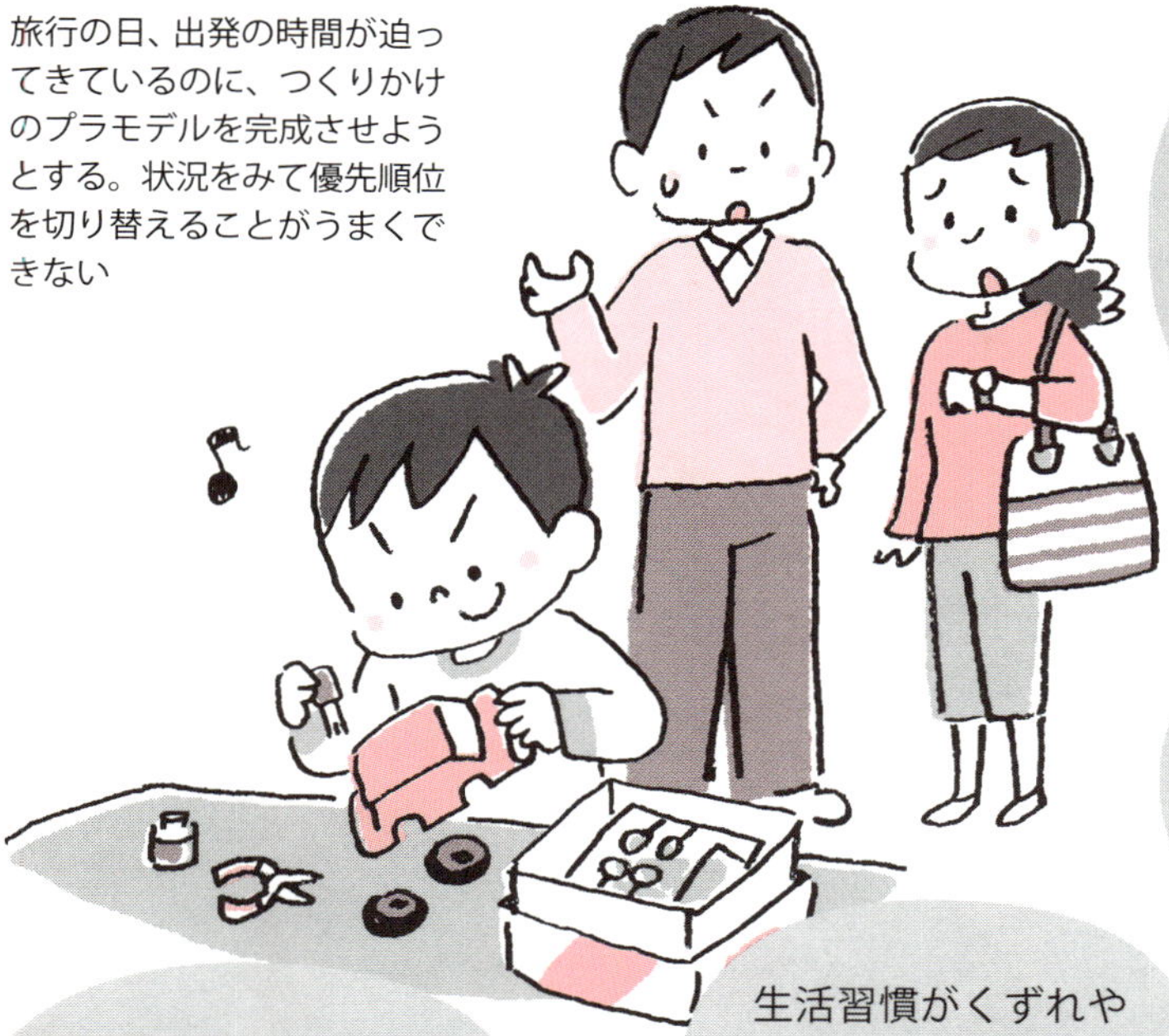

切り替えが苦手

ひとつの活動から次の活動へ、意識を切り替えることがうまくできない。人に声をかけられても切り替えられず、無視をしたととられることもある

76ページ参照

時間にルーズで、約束がなかなか守れない

80ページ参照

身だしなみを年齢相応に整えるのが苦手。肌着や下着がよくはみ出している

72ページ参照

生活習慣がくずれやすい。歯みがきのような基本的な習慣でも忘れてしまう

72ページ参照

片付けが苦手。家族に片付けてもらっている

68ページ参照

て勉強をはじめても、すぐにおしゃべりをしたり、立ち歩いたりと、集中する様子がみられません。

それらはADHDの特徴によって起こる行動で、本人はその子なりに集中しているのですが、まわりの人には不真面目だととられてしまいがちです。やる気がないのではなく、その子なりのやり方として理解する必要があります。

厳しい叱責が状態を悪化させる

子どもの勉強面や切り替えなどの問題を、本人の努力不足によるものだと考え、「真面目にやりなさい」などと厳しく叱責していると、その子の状態は悪化します。

その子なりの努力を否定し、苦手なことを強要する形になり、子どもが傷つき、なにごとにも消極的になっていくのです。一般的なやり方を押しつけるのではなく、子どもの特徴を理解して対応していきましょう。

自信をもち、本番で集中力を発揮すること

自分の力を発揮するスキル

子どもが成長していくうえで、自分にはこれができる、こんな長所があるという自己肯定的な感情をもつことは、とても重要です。「ギリギリになったら集中して宿題を終わらせる」といった、その子らしいやり方を親が理解し、サポートしていくと、自己肯定的な感情が育つとともに、自律スキルが身についていきます。

自律スキルとは、子どもが自分にできることを実践して、力を発揮することです。ＡＤＨＤの子の場合、多少のミスはあっても積極性を失わず、本番や土壇場では結果を出すことが、自律スキルのベースになります。

小学校中学年くらいになったら「自立」を目標に？

発達障害の子の場合、目標は「自律」すること！

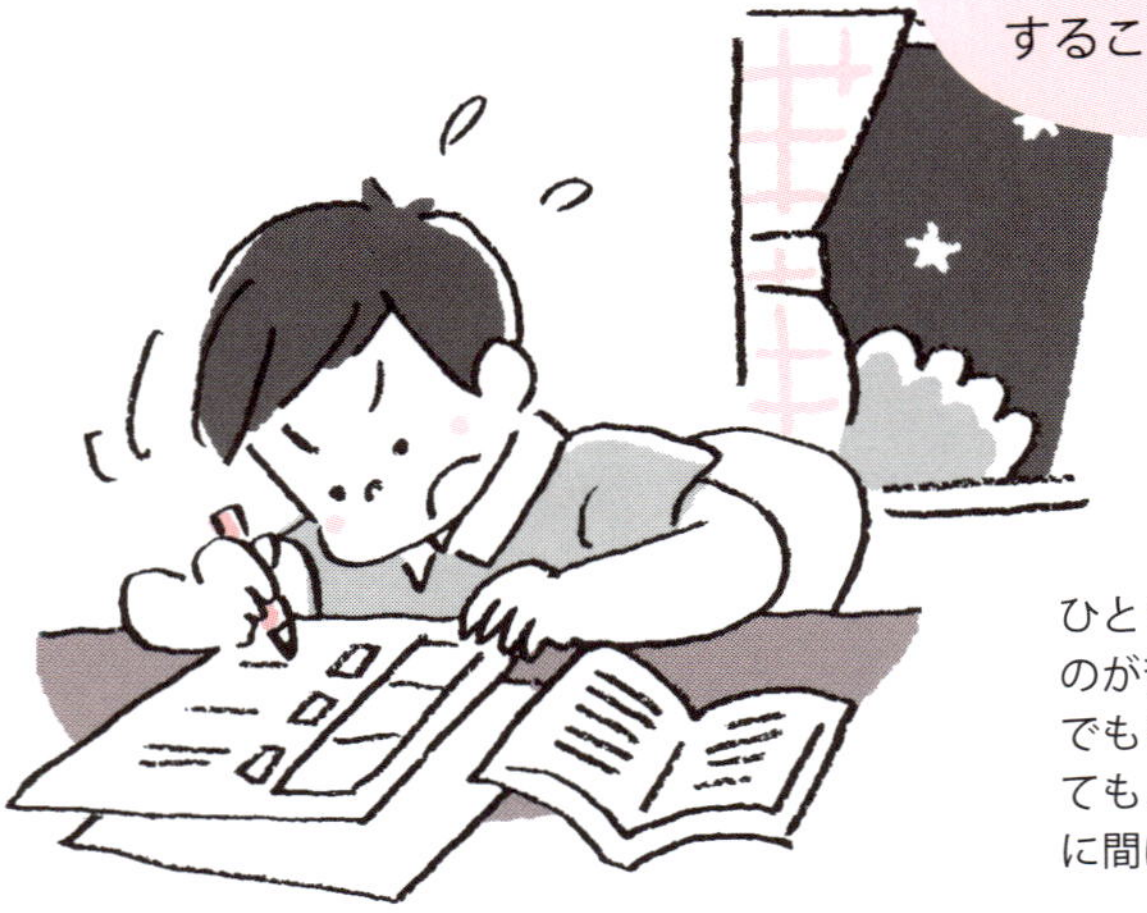

ひとりで宿題を計画的に進めるのが苦手なら、予定は親に組んでもらい、自分は宿題に集中してもよい。ギリギリでも最終的に間に合えば問題なし

自立ではなく自律

親は子どもに、なんでも自分ひとりでできるようになる「自立」を求めがちです。しかしADHDなど発達障害がある子には、ひとりでは難しいこともあります。自立ではなく、自分にできることは自分でするという「自律」をめざしましょう。

できることを実践する

自律スキルは、自分にできることを理解して、それを実践するスキルです。自律スキルを育てると、子どもは自分なりの生き方を見出し、自信を深めていきます。できないことを理解し、人に頼るソーシャルスキル（26ページ参照）も大切です。

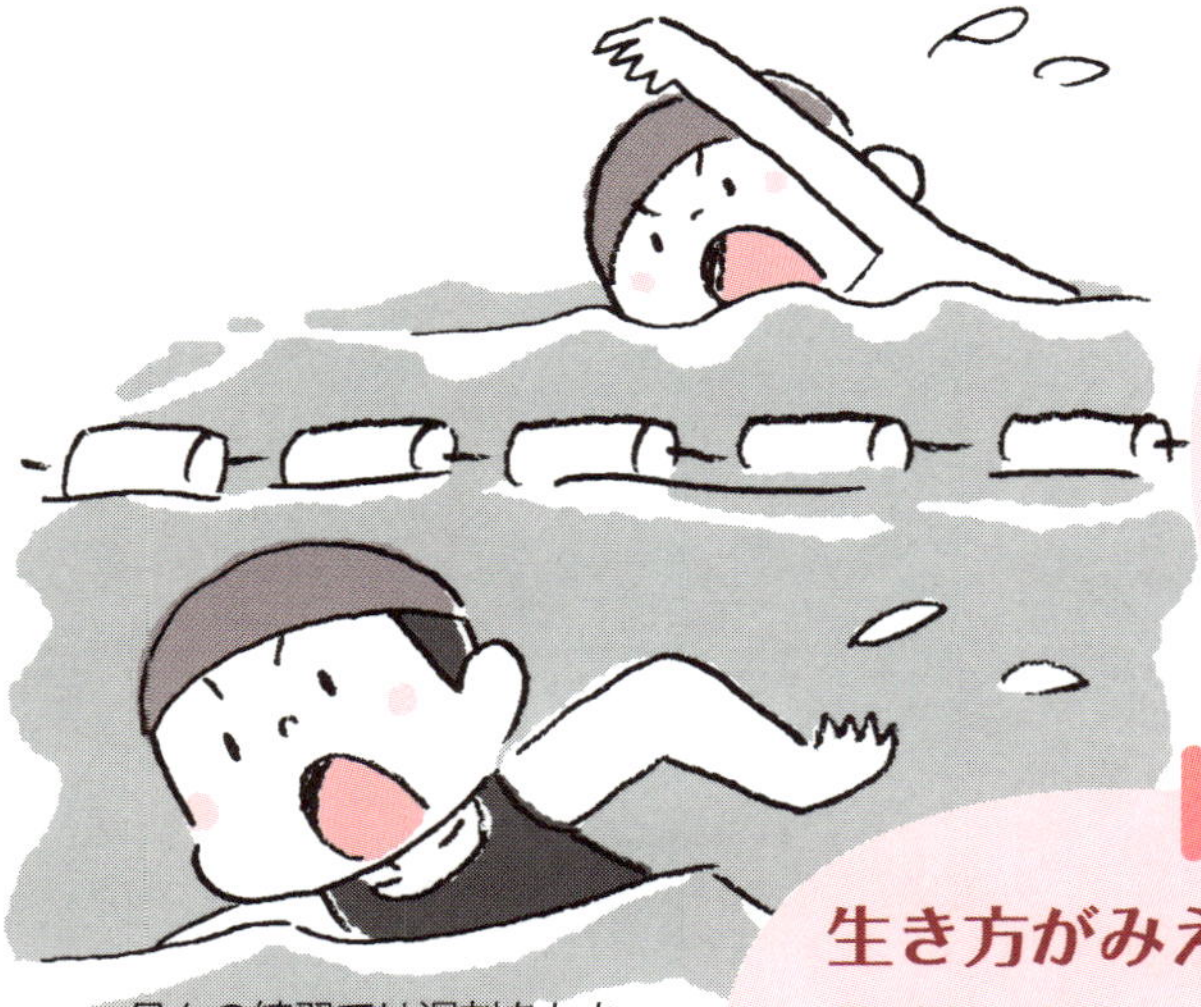

日々の練習では遅刻をしたり、ミスをしたりしていても、本番では集中して力を発揮できる。それが自律スキルのひとつになる

子どもの長所をみる

子どもには苦手なこともあるが、得意なこともある。また、苦手な面も見方を変えれば長所に転じることがある。親も子ども本人も、その長所に目を向ける

32ページ参照

↓

その長所をいかす

子どもの長所を日常生活のなかでいかしていく。ADHDの子の場合、アイデアの豊かさ、本番に強いところなどが長所になることが多い

↓

生き方がみえてくる

長所をいかし、自分にできることを着々と実践していくと、子ども本人が自分なりの生き方に少しずつ気づいていく

↓

自律スキルが育つ！

自分なりの方法で、十分に生活していけるという実感がわく。そうして自律スキルが育ち、自信ももてる

Point

ADHDの子は「明るい性格」や「本番に強いこと」をベースとして自律スキルを育てていくことが多いのですが、自閉症スペクトラムの子の場合は「規則的な活動が得意」で「こだわりが強い」ことが長所につながる傾向があります。

明るいキャラで、人を頼りながら生活すること

対人ではなくソーシャル

集団行動の苦手な子がいると、親や先生はその子の「対人関係能力」を鍛えようとしがちです。しかし発達障害の子の場合、苦手なところは鍛えても変わりません。そうではなく、その子なりの「ソーシャルスキル」を育てていきましょう。

集団が苦手なら「対人関係能力」のトレーニング？

↓

苦手でもやっていけるように「ソーシャルスキル」を育てる！

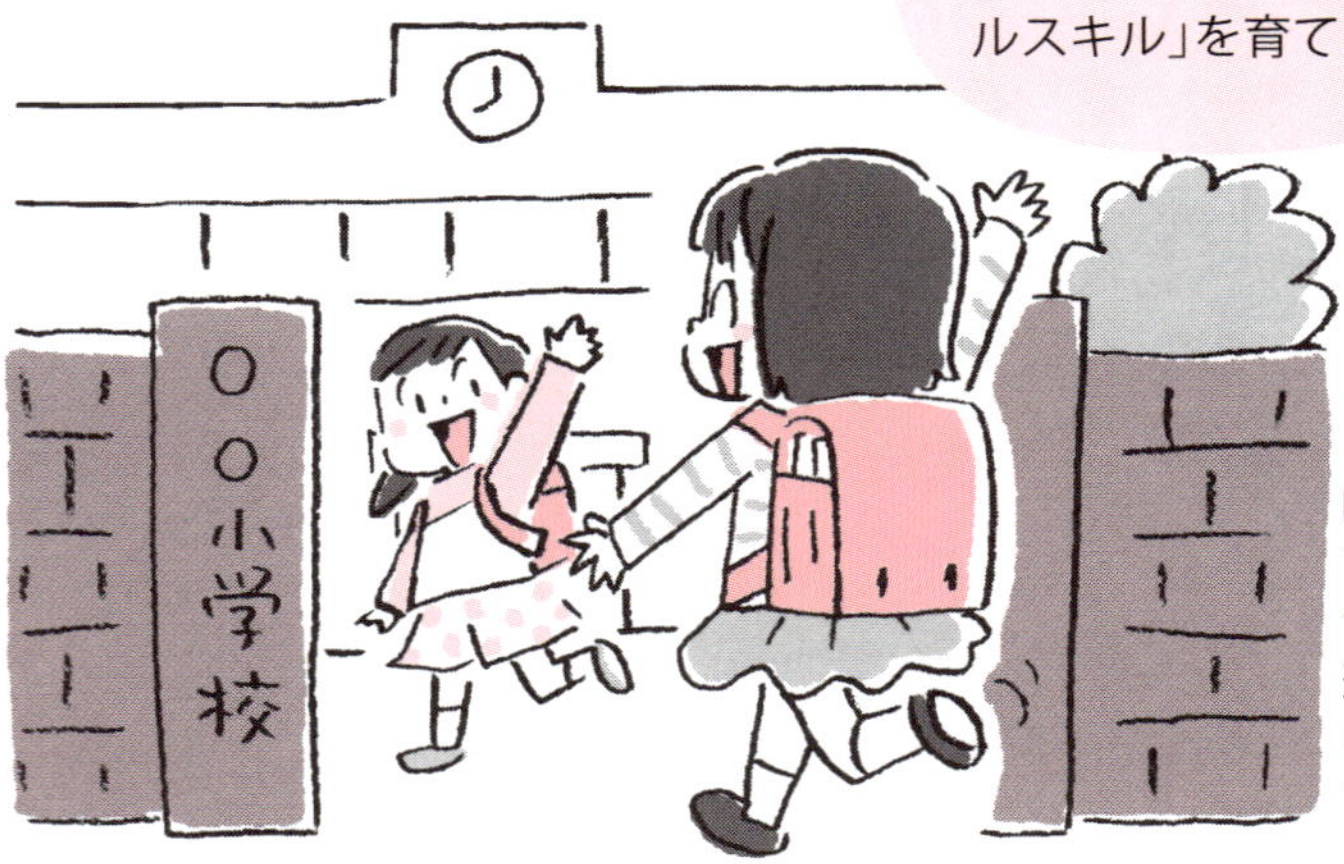

時間を守るのが苦手でも、家族や友達のサポートがあれば、遅刻せずに登校できる。十分に社会参加できる

無理をせずに社会参加するスキル

自己肯定感を育むためには、自己否定的な感情を強くしないことも重要です。子どもは、苦手なことでも強要される環境では、そうした感情をもってしまいます。

そして、ＡＤＨＤなど発達障害がある子には、自分の努力だけではどうすることもできない、とくに苦手なことがあります。

子どもが苦手なことでは無理をしないで済むように、親やまわりの大人がサポートしましょう。自分でできないことは人を頼ってもよいのだと、教えてください。そして人を頼る経験を積み重ねていくことで、ソーシャルスキルを育てていきましょう。

できないことでは人を頼る

自律スキルを育てるとともに、自分ではうまくできないことでは人を頼るというソーシャルスキルも育てていくと、子どもは無理をすることなく、健康に生活していけます。人を頼るのは、けっして悪いことではないのです。

ひとりでできないことは、家族を頼り、いっしょにとりくむのも重要。ソーシャルスキルを育てる経験に

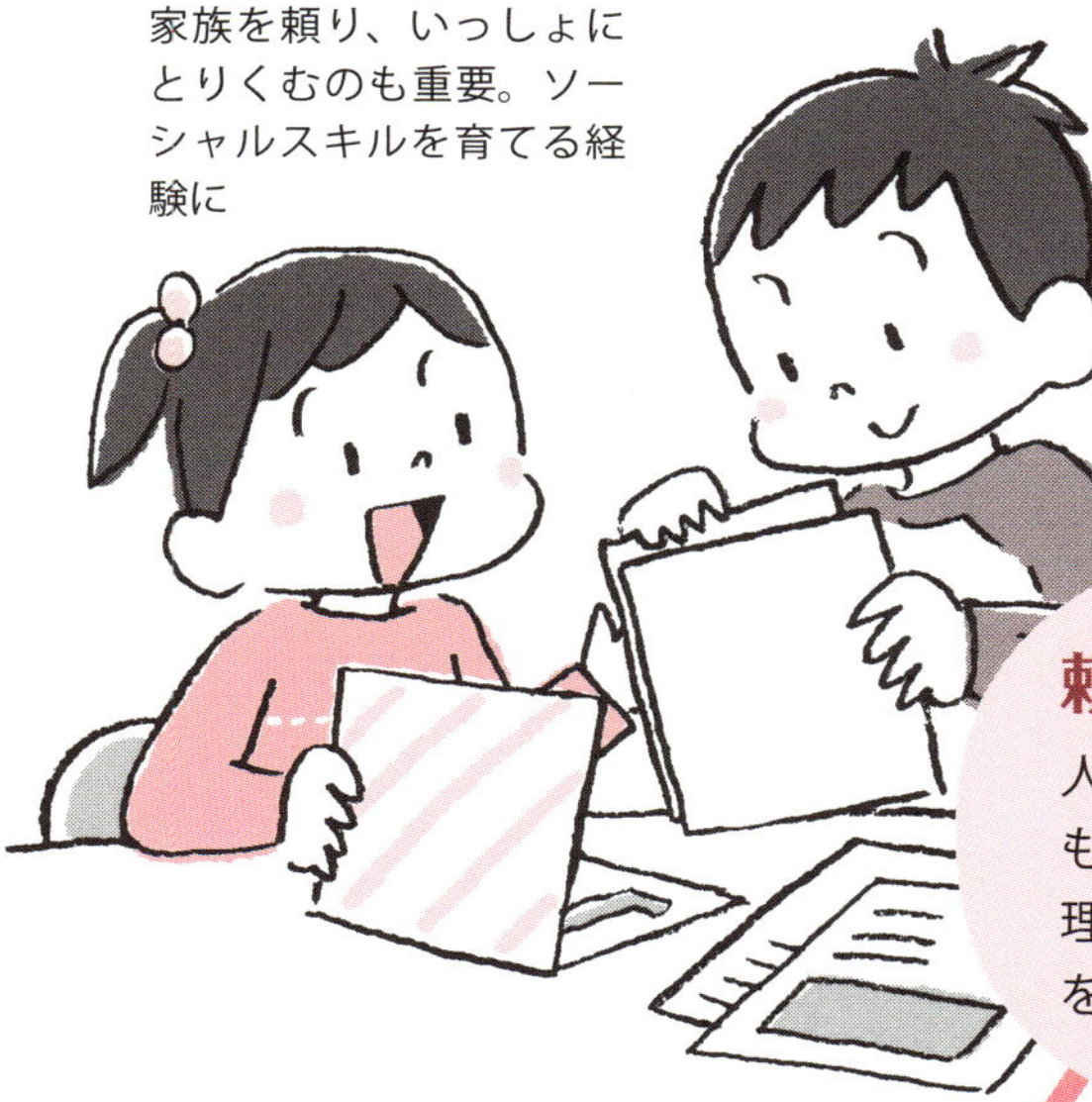

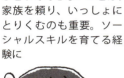

明るいキャラクター

ADHDの子はおおらかで、性格的にも明るい部分をもっていることが多い。そのキャラクターを長所として守っていく

34ページ参照

↓

その長所をいかす

うっかりミスがあっても、明るくおおらかなキャラクターで人を頼ることができれば、サポートが得られる

↓

頼ることを大切に

人を頼ってサポートを得るのも大切だということを、親が理解し、子ども本人にも理解をうながしていく

↓

ソーシャルスキルが育つ！

苦手なことがあっても人を頼れば対応でき、十分にやっていけるという実感がわく。そうしてソーシャルスキルが育ち、安心する

Point

ADHDの子は「キャラクター」をいかし、その場その場で直接「人を頼る」ことがソーシャルスキルにつながります。自閉症スペクトラムの子は「ルールを守りながら」「相談する」という決まった方法で人を頼ることで、ソーシャルスキルが育つ傾向があります。

COLUMN

ADHDの大人のソーシャルスキルとは

人を頼るのがうまくなっていく

ADHDの子のソーシャルスキルの育ち方として代表的な例のひとつが、明るいキャラクターをいかして人を頼ることです。

しかし幼い頃は、苦手なことを本人が自覚し、まわりに手伝いを頼むことは、まだ上手にはできません。ほがらかさを失わず、結果的にいろいろとたすけてもらえていれば、それで十分でしょう。

そうして家族や友達、先生といっしょに活動するなかで、子どもは人に頼る方法を少しずつ身につけていきます。やがて自ら人に相談できるようにもなります。

大人になるまでにそうしたスキルを育てるというイメージで、経験を積み重ねていきましょう。

子どもの頃は親や面倒見のよい友達に手伝ってもらうのが中心。自分から頼むというより、まわりが支えてくれる

経験を重ねるうちに、自分から人を頼り、手伝ってもらえるようになっていく。得意な面では貢献し、ギブ＆テイクの関係を築ける人もいる

子ども時代を順調にすごした人は苦手なことを自覚し、あらかじめ同僚にサポートを頼むなど、世渡りの術を身につけていく

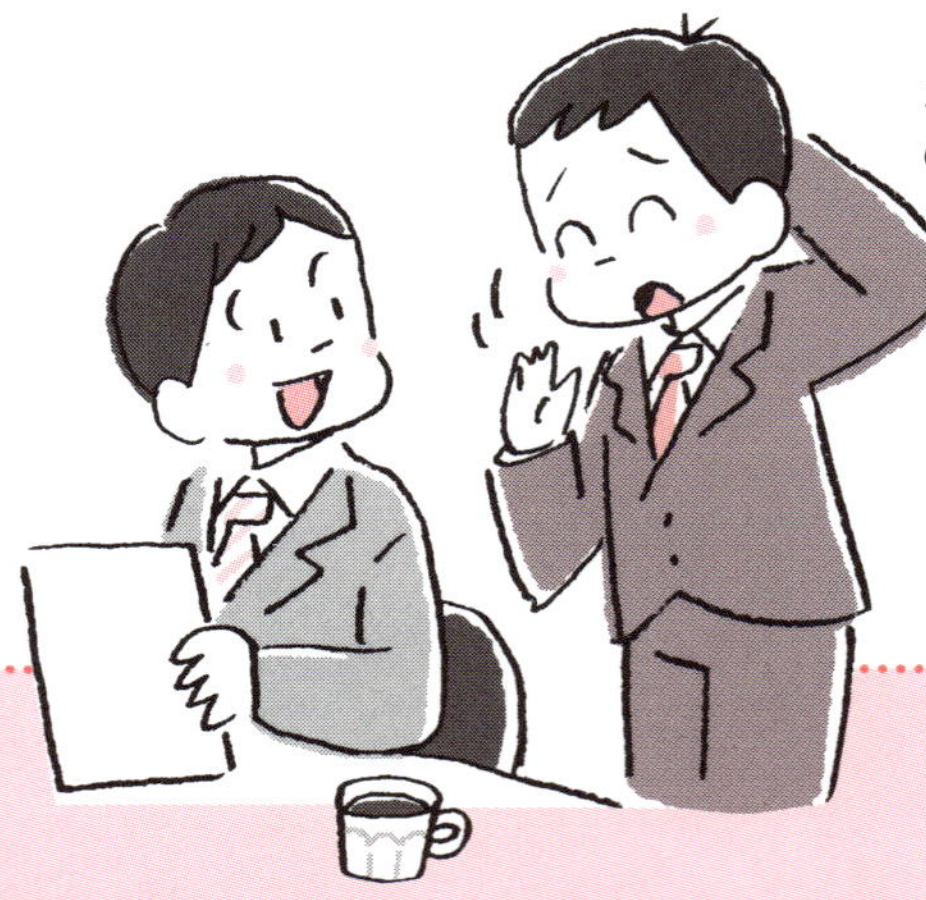

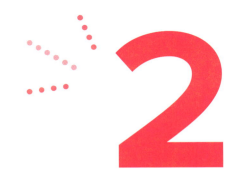

2

ADHDは問題か、それとも個性か

ADHDの子にはさまざまな特徴があります。
それらが生活上の支障になると問題視されるわけですが、
同じADHDの子でも、特徴を個性としてまわりに受け止められ、
それなりにのびのびと生活できている子もいます。
問題にみえる子と個性にみえる子の違いは、どこにあるのでしょうか。

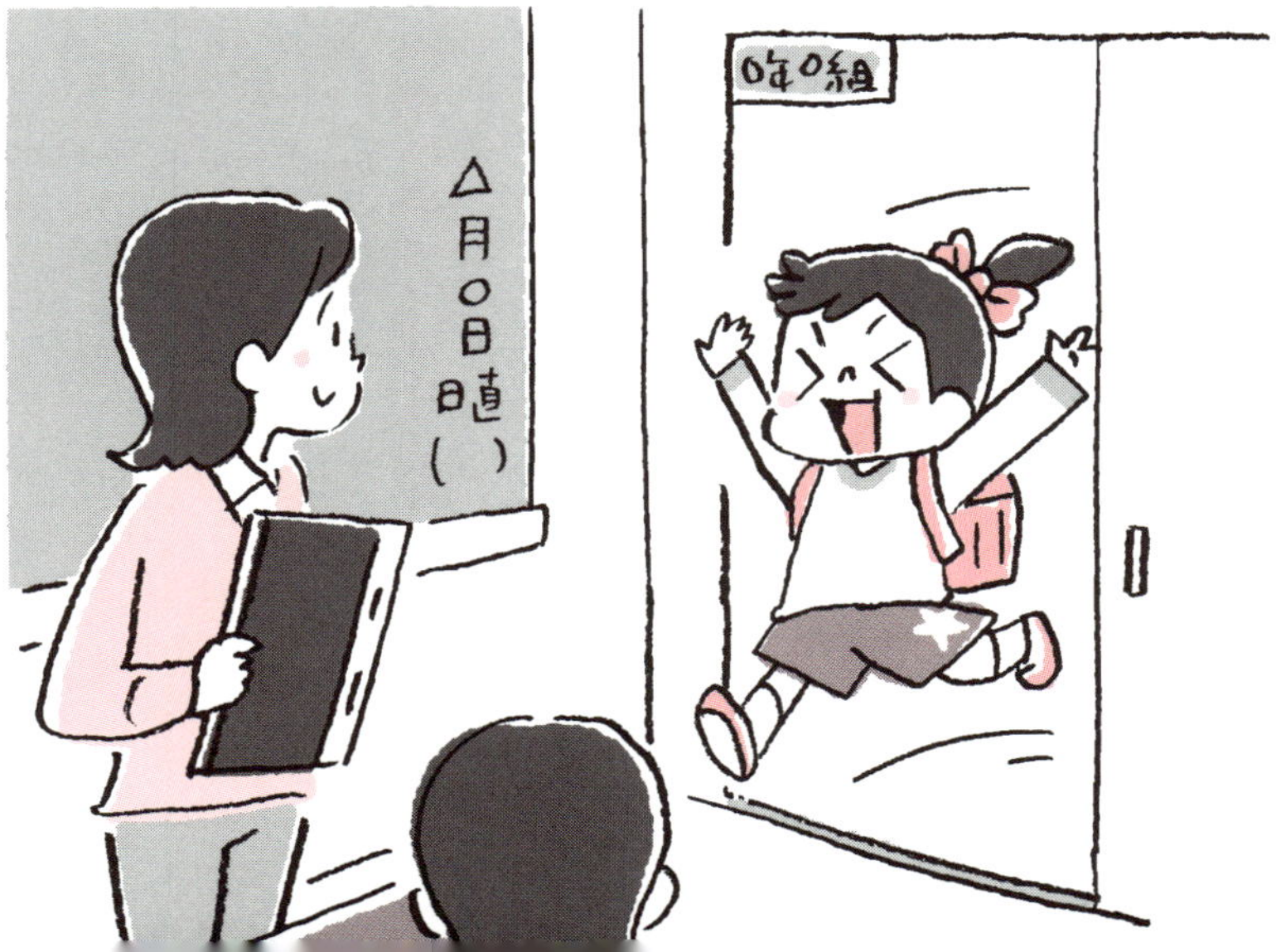

ADHDは問題ではない——それはなぜか

3つの受け止め方がある

子どもに忘れ物やうっかりミスが多く、ADHD の特徴があることがわかってきたとき、その受け止め方は大きく3通りに分かれます。

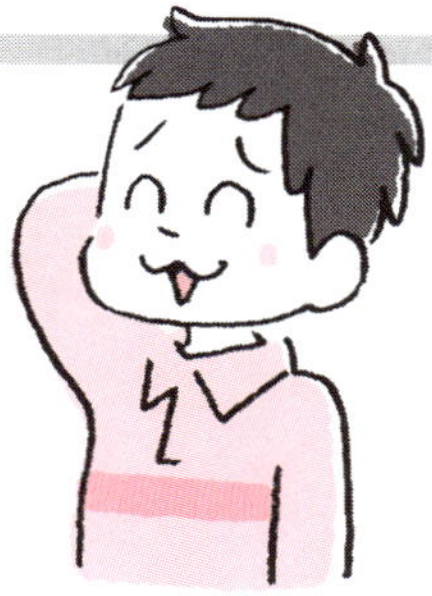

問題じゃない、よくあること

忘れ物が多いというのは、誰にでもよくあること。まして子どもなんだから、仕方がないでしょう。自分だって幼い頃はよく忘れ物をしました。障害と言ってしまっては、子どもがかわいそう。あまり問題視しないほうがいいですよ。

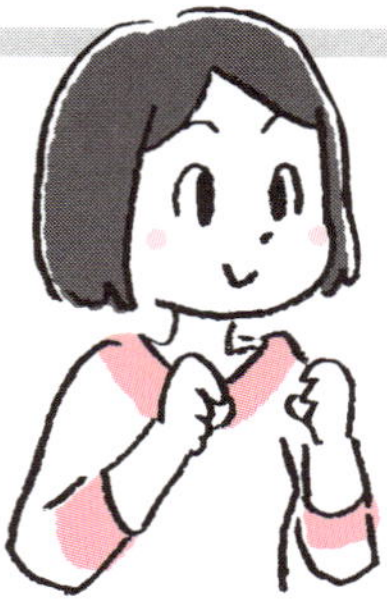

問題かもしれないが、やっていける

うっかりミスが多くて、本人もまわりも困っているのは事実です。それが問題になることもあると思います。でも、子どもの特徴を理解するにつれて、サポートの仕方もわかってきました。意識を切り替え、支えていけば、やっていけると思います。

問題だけど、必ず克服できる

ほかの子に比べて、落ち着きがないですよね。苦手だということはわかりますが、授業や学校の行事に参加するうちに、ある程度は慣れていきますよ。努力して苦手なことを克服する経験が、本人の自信を育てることにもつながります。

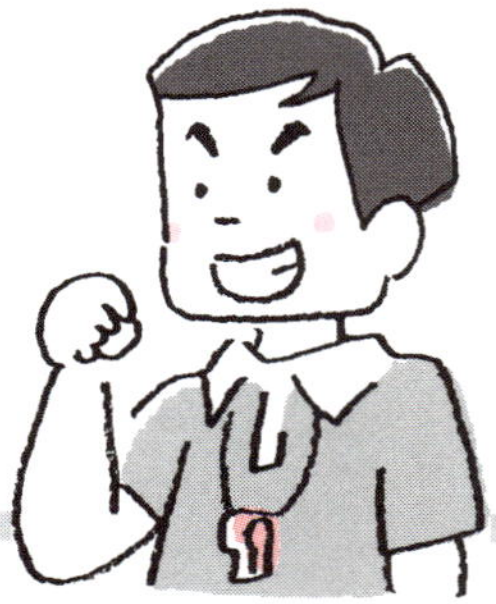

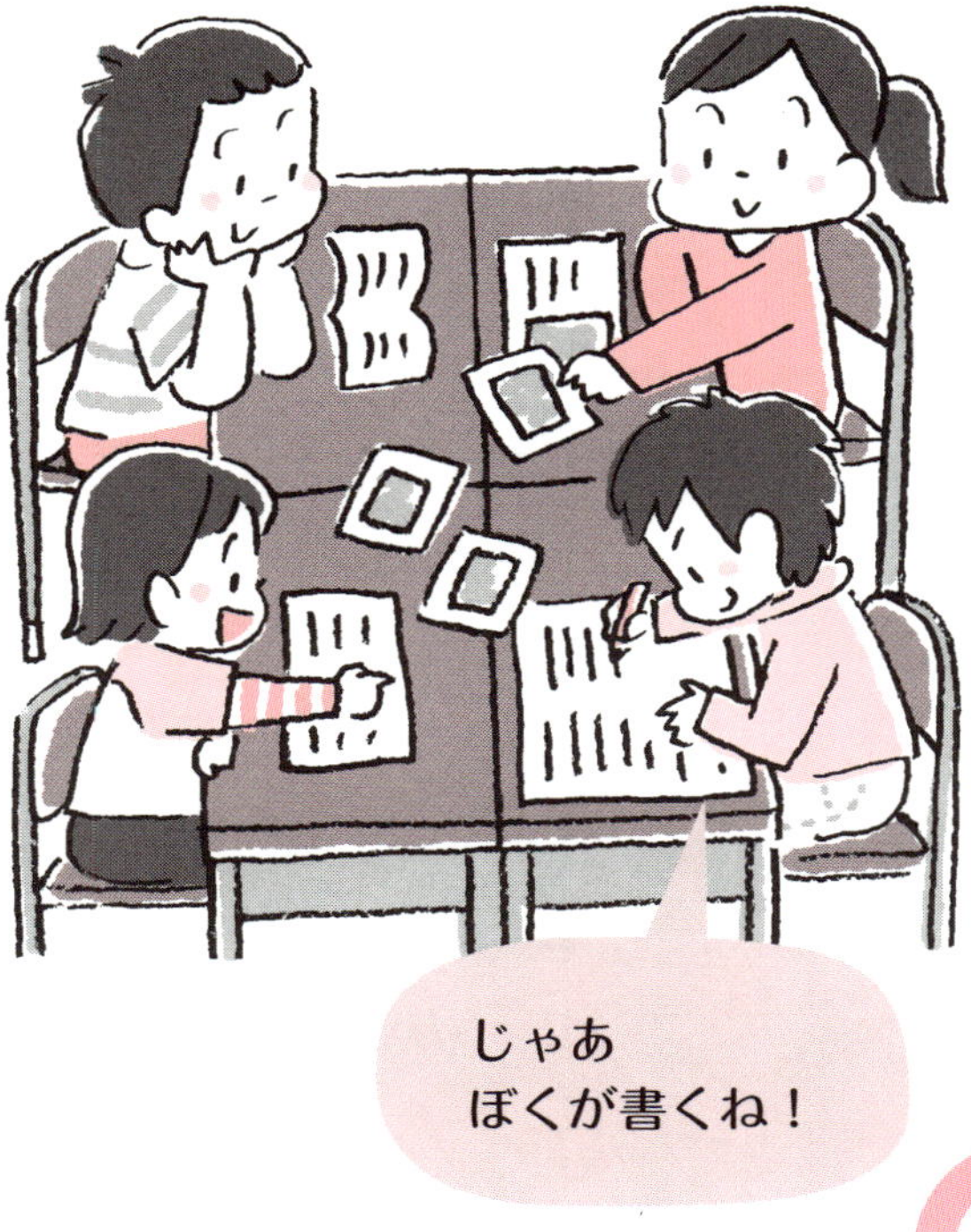

話し合いの途中なのに次の作業をはじめてしまうなど、落ち着きのない様子がよくみられる。それをどう受け止めるか

その子特有の性質と考える

ＡＤＨＤの特徴を、障害や症状というよりも、その子特有の性質（特性）として理解しましょう。

特性があるのは事実です。それを軽視したり、否定したりしてはいけません。しかし、最初から問題視する必要もありません。特性を理解し、それに合った生活を整えていきましょう。

個性であって問題ではない

ADHDの特徴は、必ずしも問題になるものではありません。落ち着きがなくても大きな困難に直面せず、生活できている子もいます。特徴を個性として理解し、軽視したり過度に問題視したりせず、対応していきましょう。

×

ADHDの特徴があっても、自分なりに工夫して問題なく生活できている人もいます。しかしそれを基準にして、子どもも同じようにできると考えてはいけません。特徴の現れ方は人それぞれです。発達障害を適切に理解する必要があります。

○

個性として理解し、支援する

うっかりミスが多いのは、たいしたことではありません。ミスは誰にでもあり、フォローする手段もいろいろとあります。しかし、だからサポートが不要というわけでもありません。個性として理解したうえで、支援していきましょう。

×

苦手だということを知っていながら、それを訓練で矯正しようというのはもっとも悪い対応です。ADHDの子は努力しても落ち着いて行動できないから、困っています。必要なのは訓練ではなく、理解とサポートによる成功体験です。

「うっかりミス」「時間にルーズ」をどう受け止めるか

特徴がネガティブにみられがち

ADHD の特徴は、ネガティブにみられがちです。よい面もあるのですが、それよりもミスや遅刻に注目されてしまうのです。

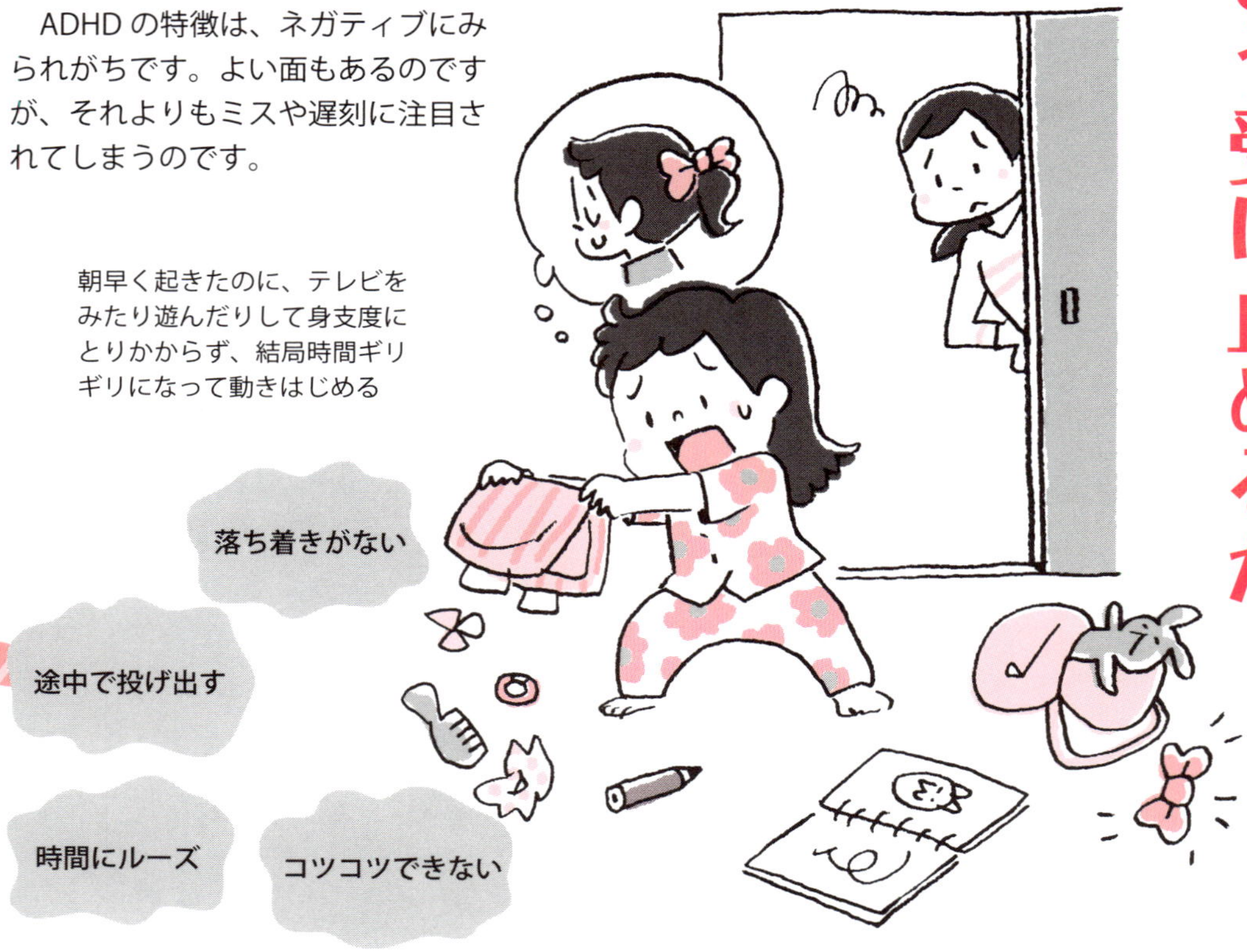
落ち着きがない
途中で投げ出す
時間にルーズ
コツコツできない

朝早く起きたのに、テレビをみたり遊んだりして身支度にとりかからず、結局時間ギリギリになって動きはじめる

よく考えてみるとそんなに悪くない

ＡＤＨＤの子には確かにミスが多く、遅刻することもあるのですが、生活全体をよく観察してみると、毎回問題が起きているわけではないことがわかってきます。「身支度ができない」「時間にルーズ」といっても、本当に毎日遅刻しているのかというと、ギリギリセーフで間に合っている日も、けっこうあるものです。

苦手な部分が気になってしまうのもわかりますが、一度、受け止め方を変えてみましょう。

ＡＤＨＤの特徴に「だけど」をつけ、ポジティブな面に目を向けるようにして、考え直してみることをおすすめします。

Point

右のページでも左のページでも「身支度に時間がかかり、ギリギリになって登校する」という事実は同じです。落ち着いて準備できないことに目を向ければ否定的な印象に、結果として間に合ったということに目を向ければ肯定的な印象になります。

受け止め方を変えてみる

ネガティブにみえるのは、まわりの人が「落ち着いて」「正確に」「コツコツと」といった期待をもって、子どもをみるからです。期待をわきに置いて、子どものよい面やできていることに目を向けると、印象が変わってきます。

こんなふうに考えよう！

好奇心旺盛

落ち着いて行動するのは苦手「だけど」その分、さまざまなことに気づき、興味をもって、新しいことにどんどんチャレンジできる

発想が豊か

移り気で、ひとつの作業に集中するのが苦手「だけど」気分転換は上手で、発想も広がりやすい。ほかの人よりもアイデアを出すのが得意

本番に強い

時間通りに行動するのが苦手で日頃は遅刻しがち「だけど」大会など、重要なイベントになれば、きちんと参加して力を発揮できる

帳尻が合う

コツコツと計画的にとりくむことは苦手「だけど」期日ギリギリになれば集中でき、最後には帳尻が合う。結果もとくに問題はない

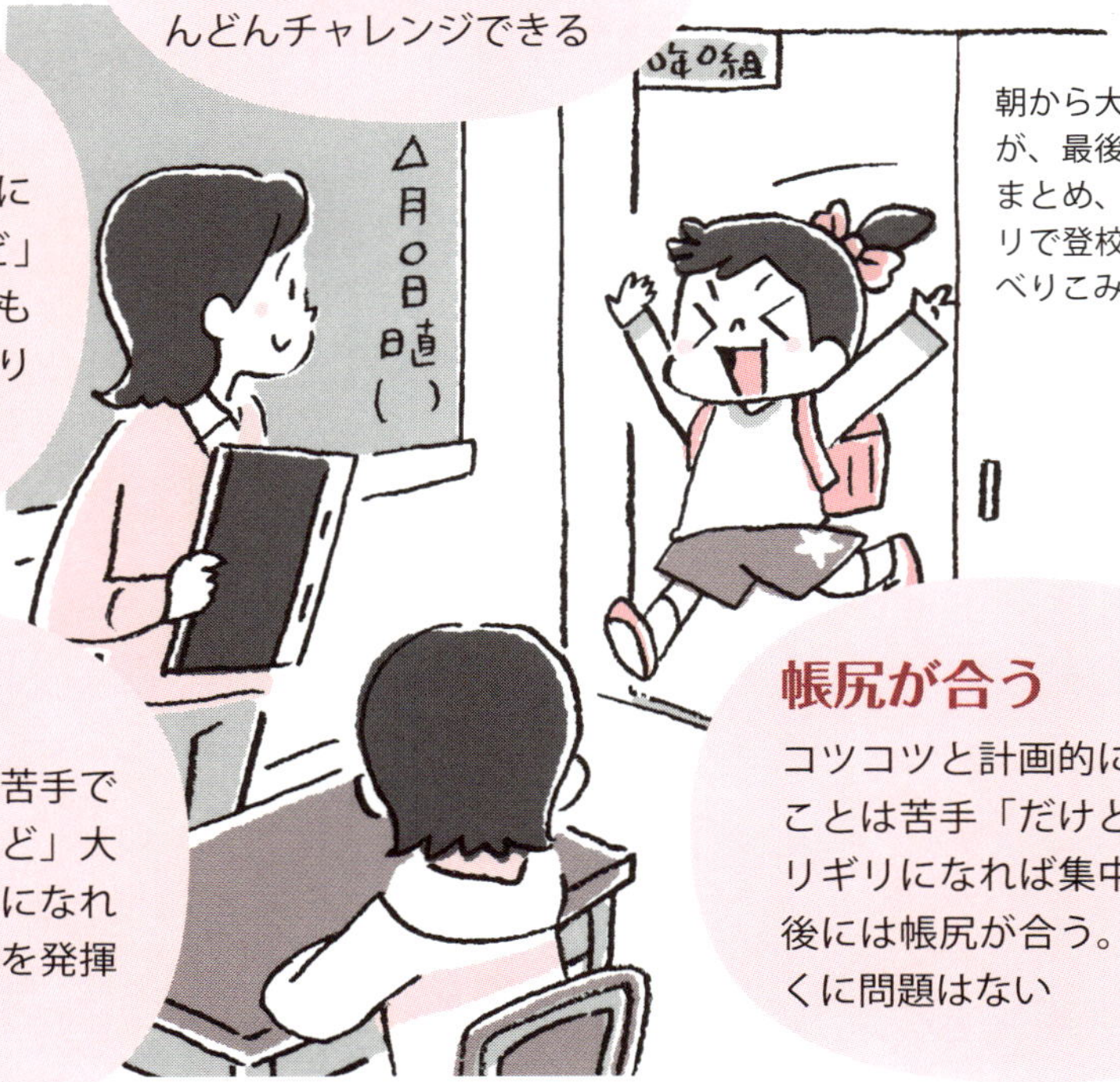

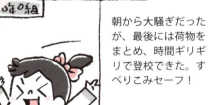

朝から大騒ぎだったが、最後には荷物をまとめ、時間ギリギリで登校できた。すべりこみセーフ！

特徴的な性格　おちゃめにみえるか、鼻につくか

キャラクターが将来を左右する

ADHDの子の多くは、うっかりミスが多いわりには、それを気にしすぎないという性格的な長所をもっています。ミスをしても落ちこまずに、明るくふるまえるところがあるのです。

もちろん、ときには気に病んだり傷ついたりすることもありますが、どちらかといえば、明るい部分をもっています。

その長所を守ることが、その子の将来を左右します。親やまわりの人が子どもの性格を肯定的にとらえ、明るく前向きなタイプとして生きていけるようにサポートしましょう。そのためには子どもに無理をさせないことが必要です。

お調子者にみえる

ADHDの子はもともと、過去のことにとらわれず、いまを明るくすごせるという長所をもっていることが多いものです。そういうタイプの子は、おちゃめでお調子者にみえます。

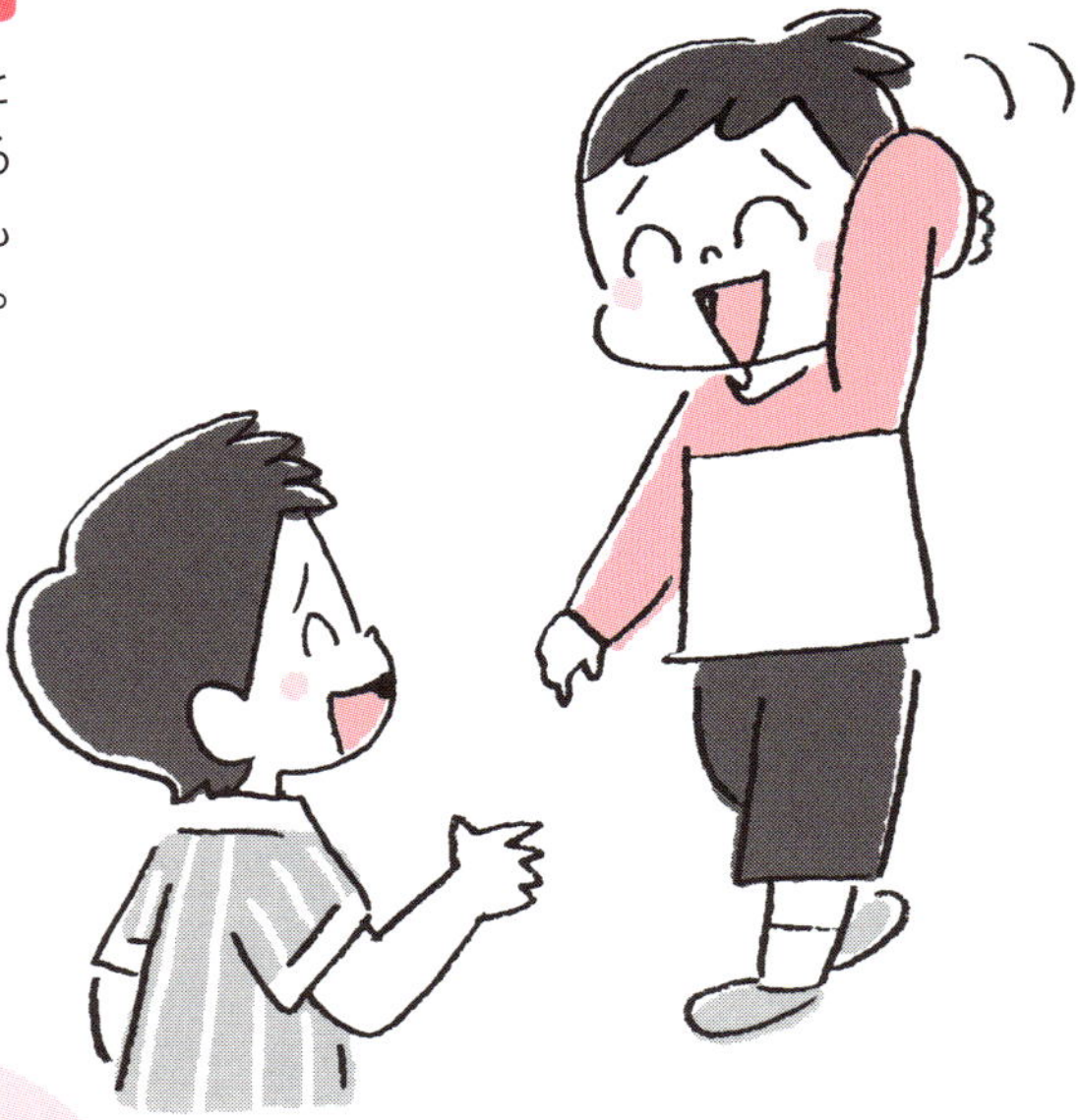

友達から聞いた話を忘れてしまったが、あまり気にせず、もう一度聞ける。よい意味でお調子者

よい意味で、あっけらかんとしている。多少のミスを気にしないところがある

自分がさほど気にしていないことに関しては、叱られてもあまりこたえない場合がある

愛されるお調子者に

お調子者としてみられている子が、その明るさゆえに愛されることもあれば、反省がたりないと叱られてしまうこともあります。もともとの性格を親と本人が肯定できるかどうかが、その違いを生みます。

本人も親も肯定的に

お調子者にもみえる性格を、子ども本人と親が肯定的に受け止め、守っていく。子どもに無理をさせず、のびのびと育てる

48ページ参照

性格がポジティブに発揮される

明るい性格で人好きのするタイプに育っていき、多少ミスをしても手伝ってもらえるようになる

50ページ参照

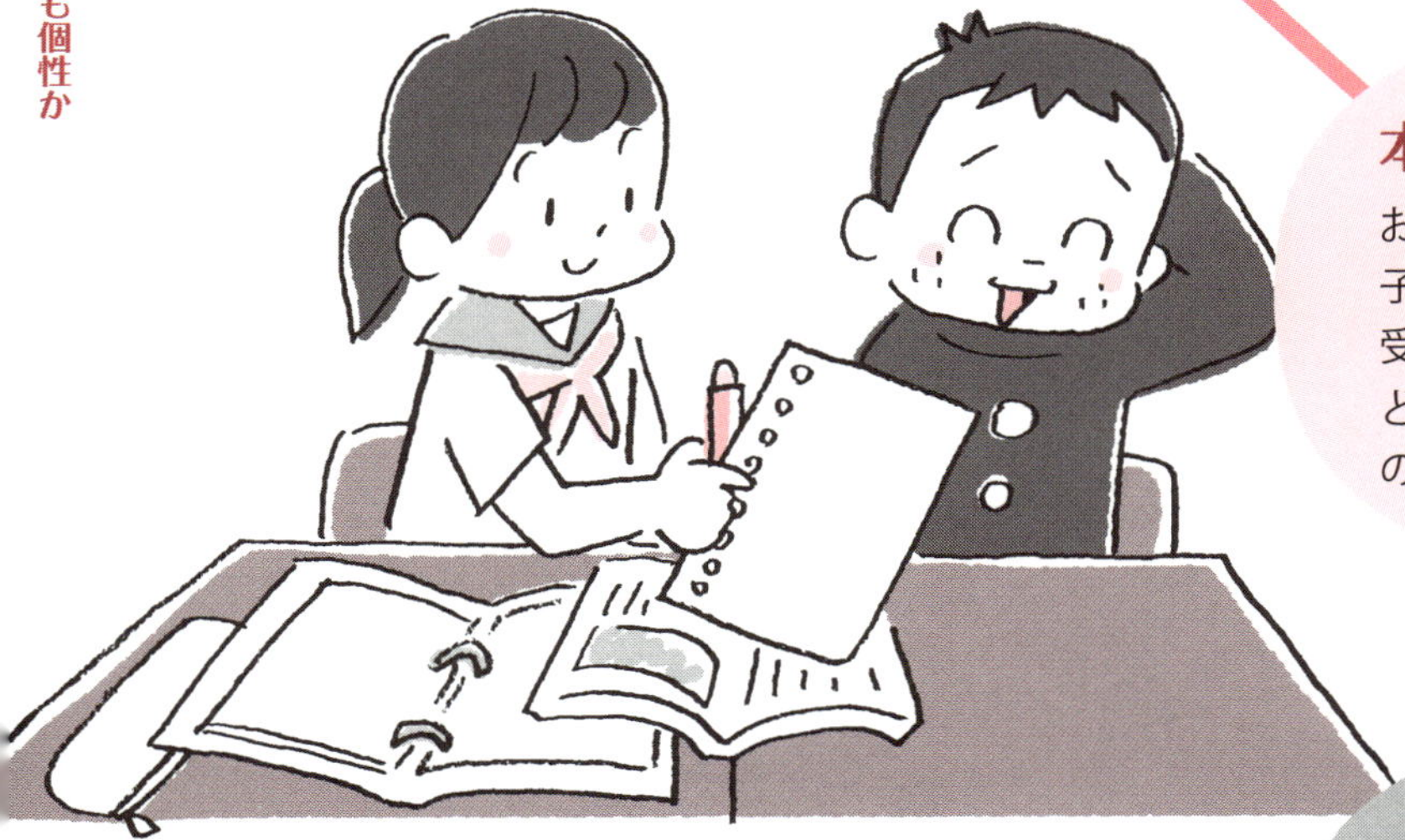

失敗しても過度に悩まず、人を頼ってたすけてもらえるようになっていく

まわりの人が、子どものあっけらかんとした部分を「反省していない」などと受け止め、叱りつけてしまうケースがある

不当な叱責なので、子どもは傷ついたり反発したりする。その態度が「鼻につく」とみられてしまい、さらに叱られる子もいる。これが最悪のパターン

重要なのは、大人になったとき自信を失っていないこと

将来の見通しをどう考えるか

ADHD の子どもにとって、将来的な目標は「落ち着くこと」や「ミスをなくすこと」ではありません。苦手なものは苦手なので、それを受け止めて見通しをもちましょう。

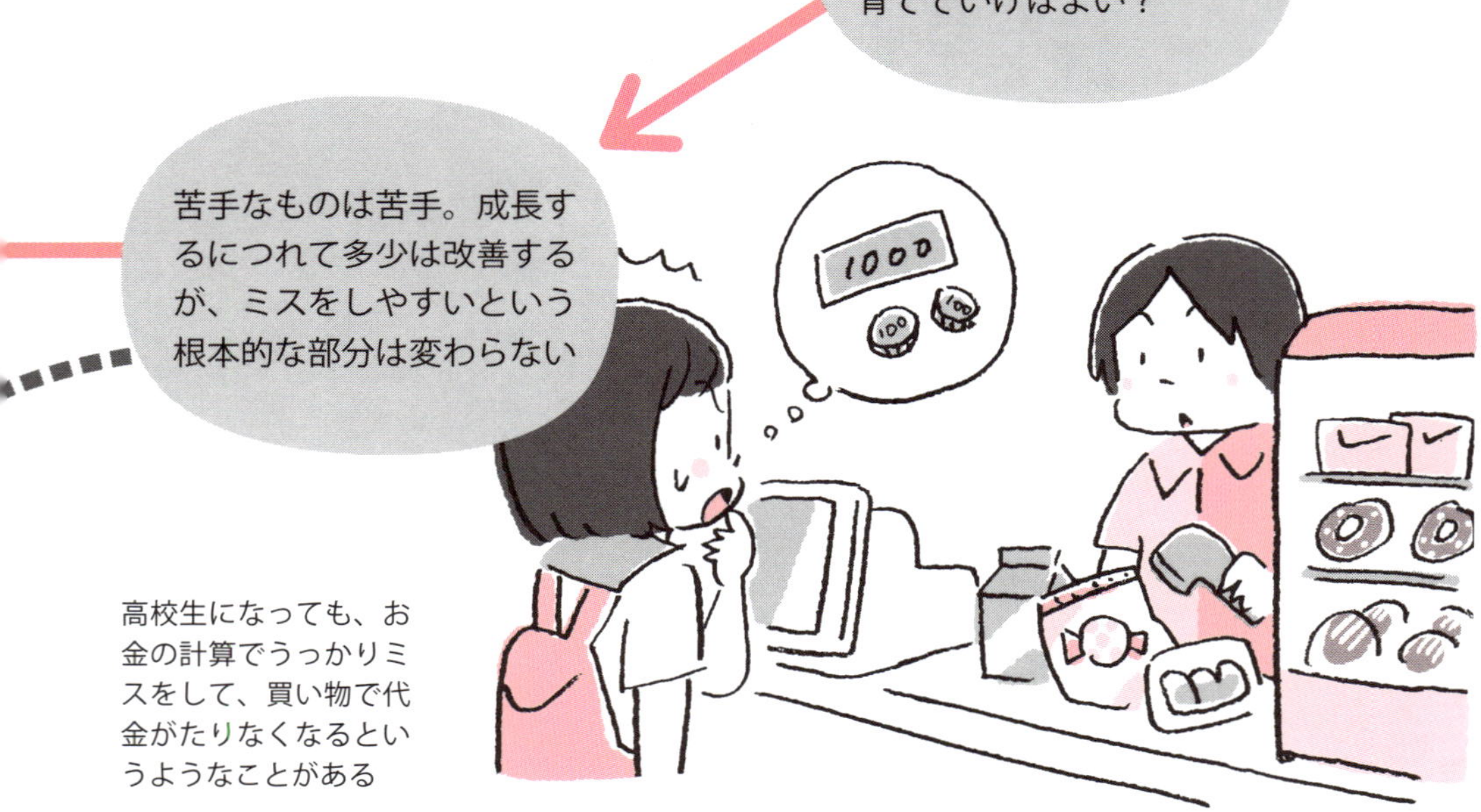
いまは苦手でも、いつかはうっかりミスをなくすことができる？　それを目標に育てていけばよい？
苦手なものは苦手。成長するにつれて多少は改善するが、ミスをしやすいという根本的な部分は変わらない
1000
100
100

高校生になっても、お金の計算でうっかりミスをして、買い物で代金がたりなくなるというようなことがある

前向きな自己評価をキープしていきたい

ＡＤＨＤの子を育てるときに重要なのは、子どもに努力を求めてＡＤＨＤによる困難を克服することではありません。そのような見通しでは、子どもに過度の負担をかけます。スキルアップではなく自己評価のアップをめざして、子どもを育てていきましょう。

前のページで解説した通り、ＡＤＨＤの子は基本的には明るい性格をしています。前向きで、自己評価も悪くありません。その状態をキープすることを目標にしてください。その子が大人になったとき、自信を失っていなければ、できるようになることはたくさんあります。

抜けやもれが出やすいことを同僚に理解してもらい、チェックを頼んでおく。安心して生活できる

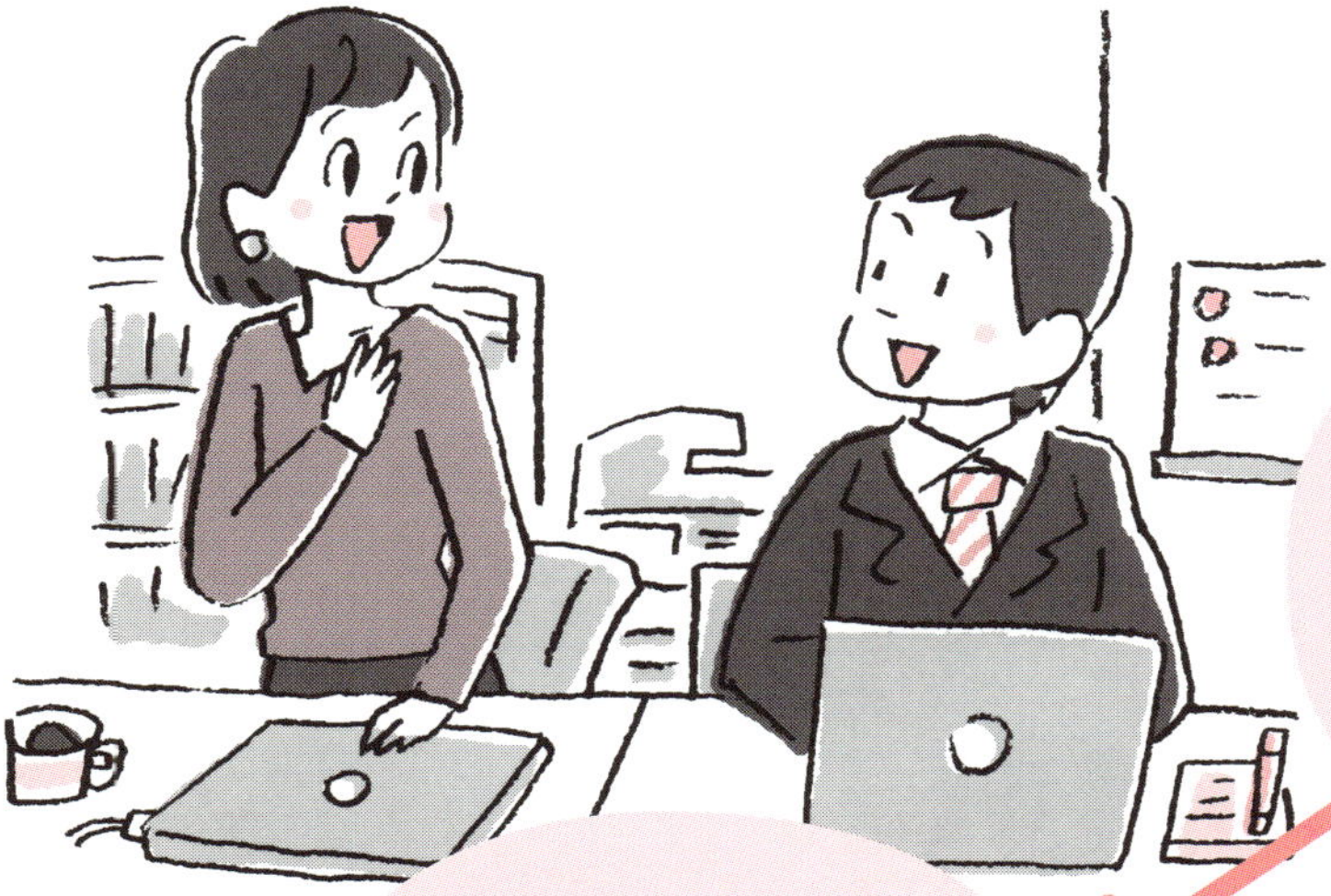

目標は自信のキープ

ADHDの特徴を受け止めたうえで、それでもどうにかやっていけるという自信をつけることが、将来に向けての大目標です。

無理をしないでやっていく

「ミスはある」という前提で、それをどう補うかを考える。ミスをなくそうとして無理をしないのがポイントに

そこそこに自信がつく

苦手なところはほとんど変わっていなくても、それほど大きな問題は起こらないということがわかり、自信がつく

ミスをなくすことを目標にして、苦手な部分でも無理をさせていると……

子どもは「ミスをなくす」という目標をなかなか達成できず、自分のことを否定的にみるようになっていく

38ページへ続く

Point

ADHDの特性があっても、生活上の支障が出ていなければ、障害とはみなされません。生活していく自信があるということは、結果として障害がないということでもあります。

二次的な障害が起きると、本番に強い特徴が消えてしまう

無理をさせると二次的な障害に

苦手なことでもひとりでやらせようとしていると、子どもは失敗体験を重ね、自信を失っていきます。ADHD による困難に加えて、二次的な障害も生じてしまいます。

37 ページより続く

苦手なことを親やまわりの人が理解せず、経験や練習によって克服させようとしていると、子どもに過度の負担がかかる

↓

子どもは自己否定的になり、ストレスを抱えて、うつや不安、身体症状といった二次的な障害に襲われる

↓

二次的な障害によって、明るい性格や本番に強いところなど、ADHD の子が本来もっている長所が発揮されにくくなる

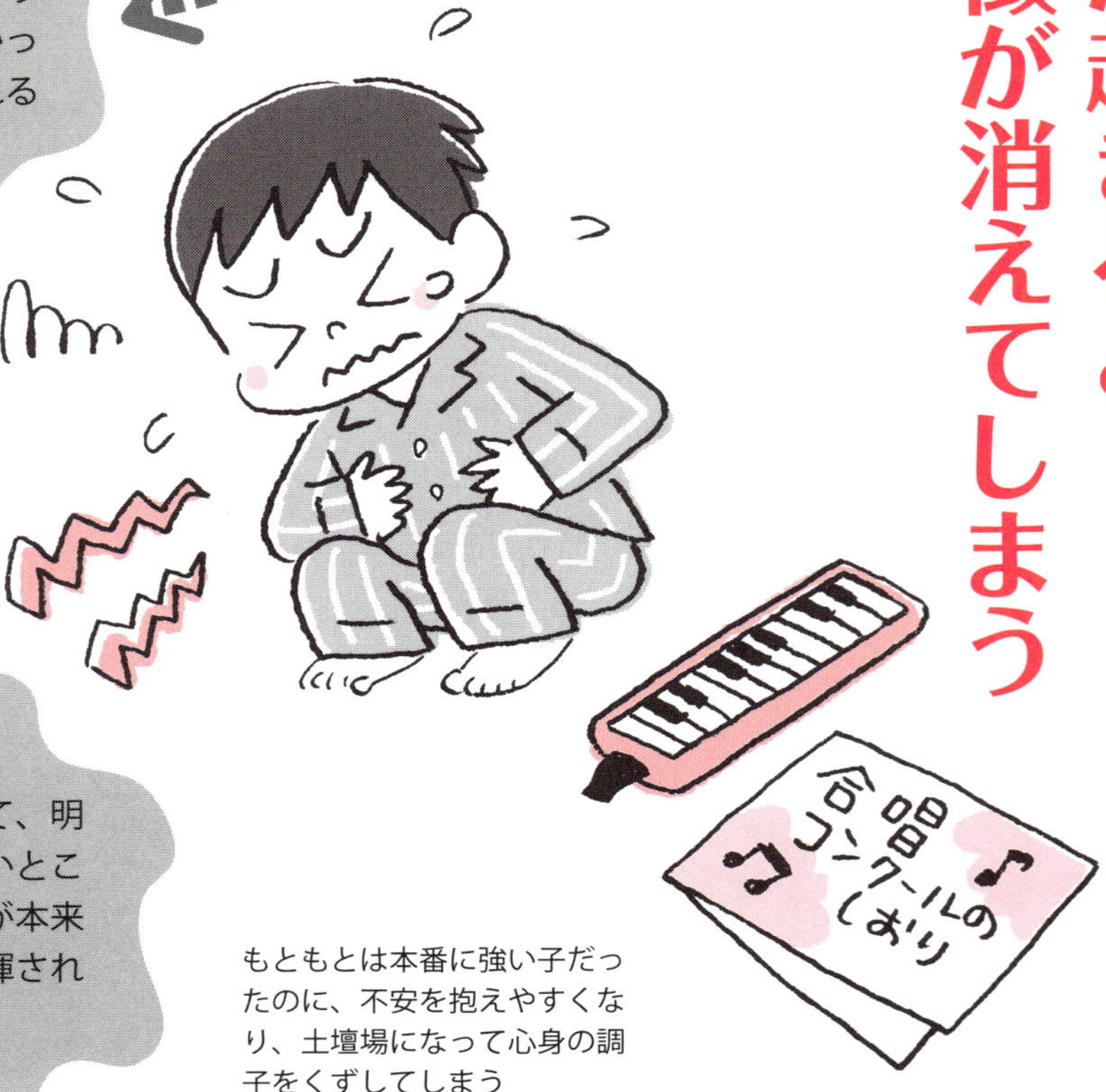

もともとは本番に強い子だったのに、不安を抱えやすくなり、土壇場になって心身の調子をくずしてしまう

目標が高すぎると子どもが苦しむ

親やまわりの人がＡＤＨＤの子に「ミスをなくす」といった高い目標を設定して、その前提で育てていると、当然、その子は苦しみます。ＡＤＨＤの子には、その子の特徴に合った目標が必要です。

目標が高すぎること。過度の期待をかけること。それが二次的な障害の原因となるのです。

できていたこともできなくなる

もともとは明るく、困ったら親にたすけを求めていた子でも、追いつめられて二次的な障害に襲われると、そうした習慣を失ってしまう場合があります。

無理をした結果、自己否定的になり、消極的になって、本来の長所がなくなってしまうのです。二次的な障害を防ぐことは、きわめて重要です。

二次的な障害の防ぎ方

子どもの特徴を理解し、その子の苦手なところに配慮して、無理をさせないようにすれば、二次的な障害は防げます。つまり、二次的な障害を防ぐのは、子ども本人ではなく、親やまわりの人です。

まわりの人は

二次的な障害を防ぐためには、親やまわりの人が子どもを正しく理解することがなにより重要。それがすべてだといってもよい

本人は

子ども本人には、二次的な障害の責任はない。自己否定的になってしまうのは性格の問題ではなく、環境の問題

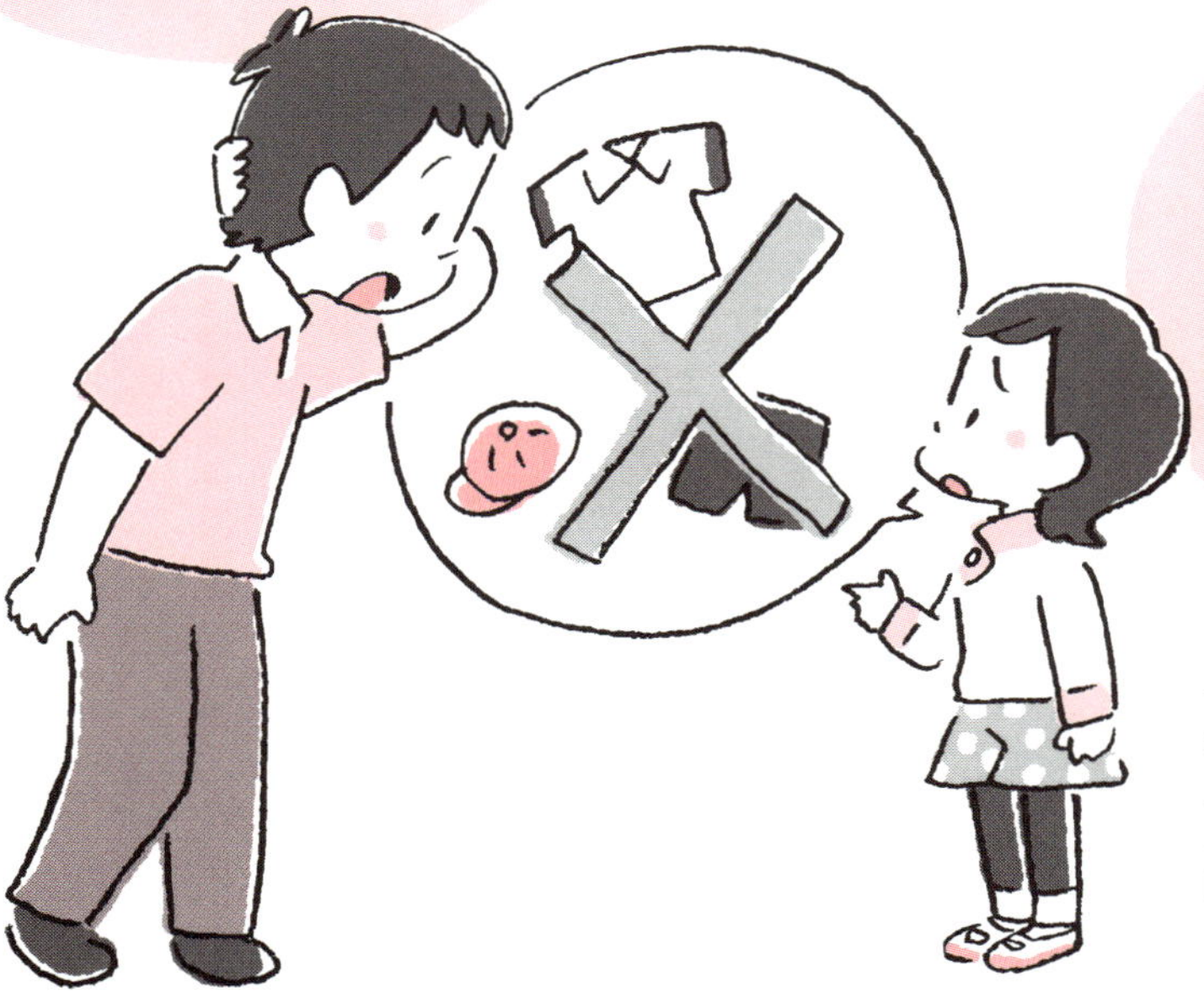

子どもが忘れ物をしたときに、本人の努力不足ではなく、大人の説明や配慮の不足だと考えられるようになれば、二次的な障害は防げる

対応の基本は生活面のさまざまな環境調整

生活しやすい環境をつくっていく

ＡＤＨＤへの対応の基本は、子どもの特徴に合わせて生活を組み立てていくことです。

多くの場合、まずは子どもの生活環境を見直します。うっかりミスが出にくい環境、落ち着きやすい環境をつくっていきます。

そのように環境面でさまざまな調整をおこなうことを「環境調整」といいます。この本で紹介している育て方のコツも、環境調整の一環といってよいでしょう。

なお、環境を調整しても子どもの困難が解消しないときには、医師が薬の使用を検討することもあります。ただしその場合も薬だけでなく、環境調整を併用します。

まずは環境調整

ADHD による困難を解消するための対応法は大きく分けて 2 つ。生活面のさまざまな調整と、薬を使うことです。まずは環境調整をおこない、それだけでは難しい場合に薬物療法を検討します。

環境調整

生活面でさまざまな調整をおこなうこと。子どもの特徴を親やまわりの人が理解して、その子に教えることや求めることを調整する。方法は一定ではなく、一人ひとりに合った環境を模索していく必要がある

薬物療法

生活上の支障が大きく、いろいろと配慮しても状態がよくならないときに、薬物療法が検討される

くわしくは 93 ページからの巻末付録を参照

ものも人もすべて環境

環境調整というと、生活環境を物理的に調整することをイメージするかもしれません。それももちろんひとつの調整ですが、ADHD の子には、もっと幅広い調整が必要です。理解者が増えることも環境調整の一環だと考えていきます。

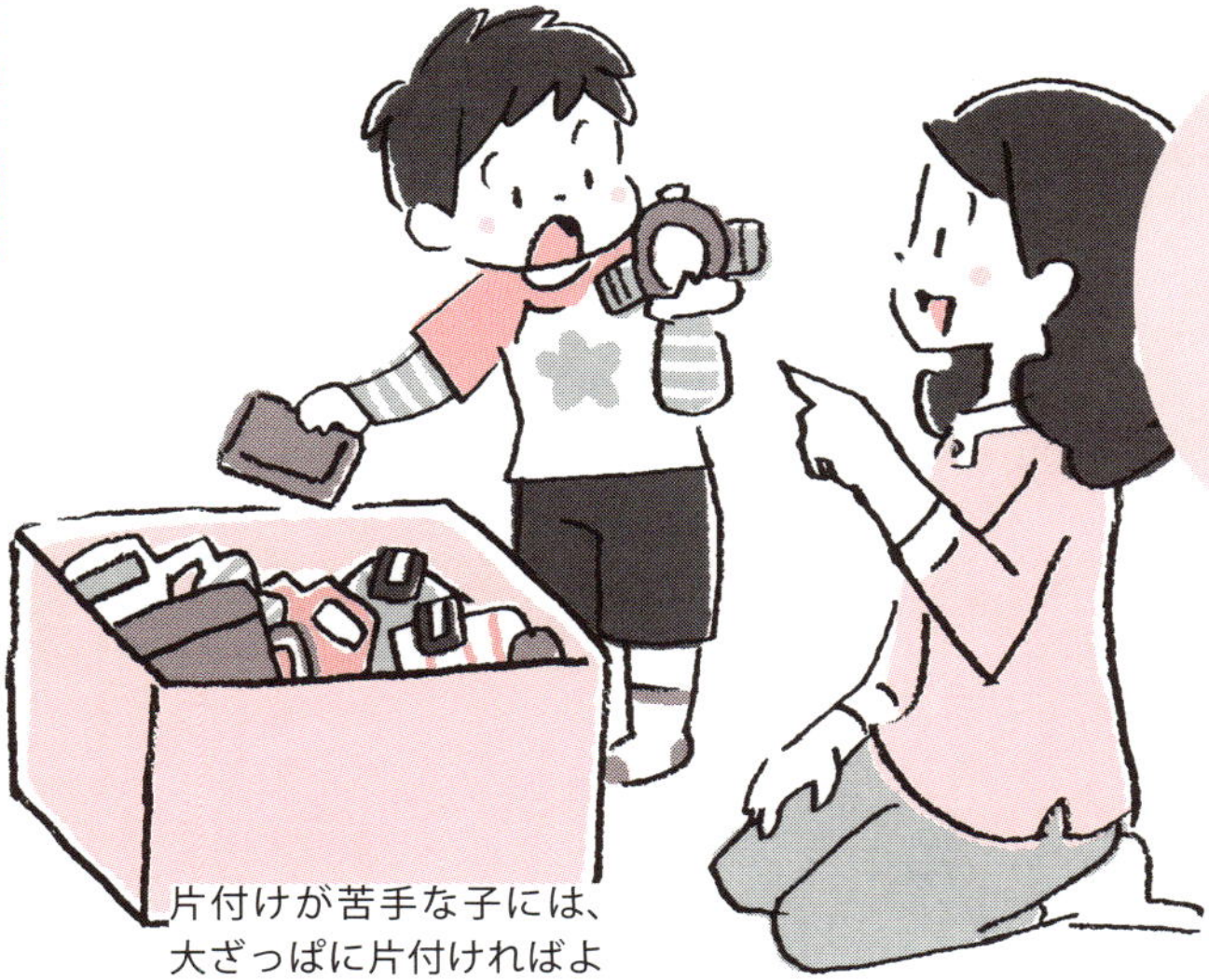

片付けが苦手な子には、大ざっぱに片付ければよい環境を用意する

本人が理解

子ども本人が、自分の得意なことと苦手なことを理解するのも重要。理解が深まれば、過度の努力をしなくて済むようになる

まわりが理解

親やまわりの人が子どものことを理解するのも、環境調整の一環に。特徴への配慮が得られるようになり、子どもはくらしやすくなる

ものを調整

生活空間や道具、スケジュールなどを調整することも、もちろん必要。収納の仕方を見直し、片付けやすい環境を整えることなどができる

精密作業の仕事
転職するか、薬を使うか

ＡＤＨＤの人が精密作業の仕事に配属されたとしましょう。そのような仕事では、うっかりミスは許されません。どうにかして防がなければいけないわけです。

作業工程を見直したり、周囲に理解を求めたりする環境調整で改善できればよいのですが、ミスを完全に防ぐことは難しいでしょう。転職して環境を変えるという調整が必要かもしれません。

薬物療法によって特性の影響をやわらげ、ミスを減らすことを本人が希望し、主体的に選択することもできます。

ＡＤＨＤへの対応は、そのようにして、本人とまわりの環境とのマッチングを確認していく作業でもあります。

- 仕事への適性があるかどうか
- 本人がその仕事をどの程度希望しているか
- 環境調整で、どこまで対応できるか

自閉症スペクトラム向けの「視覚的構造化」がじつはけっこう有効

発達障害は併存する

発達障害には、いくつかの種類があります。ADHD はそのひとつで、ASD や LD などほかの発達障害と併存していることがよくあります。
発達障害の全体像を理解しておくことが大切です。

発達障害

ASD
自閉症スペクトラム。対人関係が苦手で、こだわりが強いという特徴がある

ADHD
注意欠如・多動症。多動性・衝動性・不注意が特徴

LD
学習障害。読み書きや計算など、一部の学習が極端に苦手

DCD
発達性協調運動症。運動や手先をこまかく動かす作業の一部が苦手

すべてが併存することは少なく、いくつかの種類が部分的に併存することが多い

ADHD と診断された子に、ADHD の特徴だけがあり、ほかの発達障害の特徴がみられないというケースは少数です。多くの場合、ASD や LD などの特徴も部分的にみられます。

こんなふうに考えよう!

診断名にとらわれず、子どもの特徴全体に目を向けましょう。ADHD への対応を中心にしながら、ASD や LD の特徴がある場合には、その点にも対応していきます。

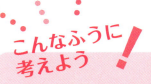

伝え方を調整したい

ADHDの特徴がある子には、気が散りにくい環境を整えたり、何度か声をかけて注意をうながしたりする対応が有効です。そうした基本的な対応に加えて、子どもの特徴に合わせたサポートをおこないましょう。

Point

日課を示すとき、ADHDの特徴が強い場合には順番を指定せず、好きなものからとりくめる形式がよいでしょう。しかしASDが併存している場合、順番が決まっているほうが本人が集中できることもあります。実際に試してみて、子どもに感想を聞きながら調整していきましょう。

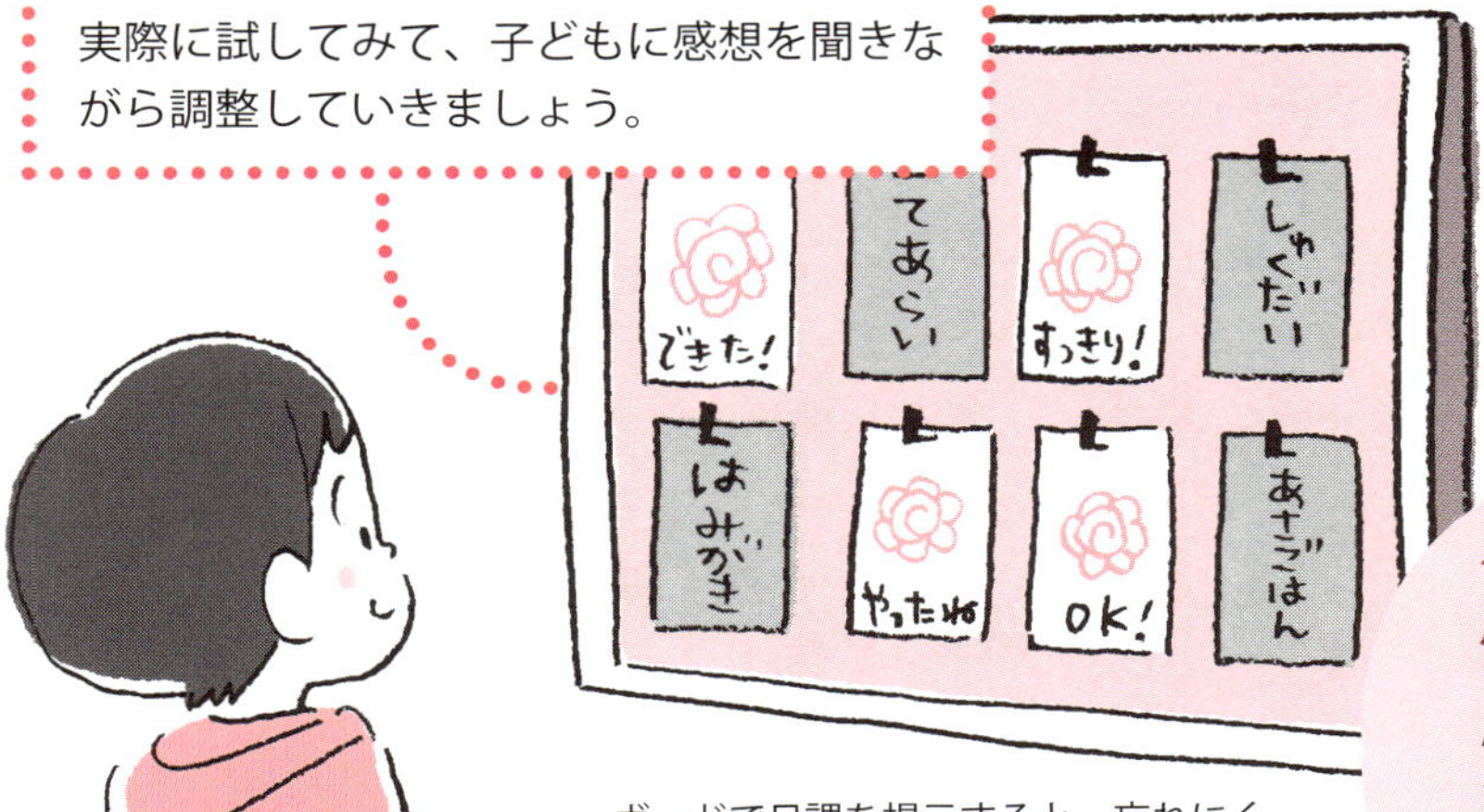

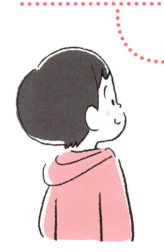

ボードで日課を提示すると、忘れにくくなる場合もある。子どもは日課が済んだらそのカードを裏返しに。親がカードの裏に花丸などを書いておくと、子どもは達成感を得やすくなる

子どもに合わせて個別支援

ADHDの特徴を念頭におきながら、併存する特徴も考慮して、子どもに合った支援を模索していく

ADHDにはASDが併存しやすい

ADHDの特徴がみられる子には、ASDの特徴も部分的に併存しやすいと考えられています。

両者が併存している場合、気が散りやすいというADHD特有の行動に加えて、興味のあるものに気をとられると没頭してしまい切り替えにくいという、ASDの特徴もみられることがあります。

視覚的な支援が有効な場合も

ASDの子には多くの場合、文字や絵、写真など視覚的な情報を使った支援が有効です。

ADHDとASDが併存している子には、文字を書いたカードなどを活用して情報を伝えると、忘れたり見落としたりすることが減る場合があります。子どもをサポートしていくとき、併存する特徴に配慮することも重要なのです。

COLUMN

ADHDの治療ガイドライン・最新版

治療の流れが示されている

この本は、親が子どもの特徴を理解し、その子に合った育て方を考えていくためのヒントをまとめたものです。そのように、本人への働きかけと環境調整を通して子どもをサポートしていく育て方や教え方のことを「心理社会的」な対応といいます。

心理社会的な対応は、医療の現場でも重視されています。日本にはＡＤＨＤの診断・治療ガイドラインがあります（左記参照）が、そのなかで基本的な対応として、薬物療法とともに心理社会的な治療があげられています。親が日常生活のなかで子どもに配慮し、その子らしい暮らし方をつくっていくことを、医療関係者も重視しているのです。

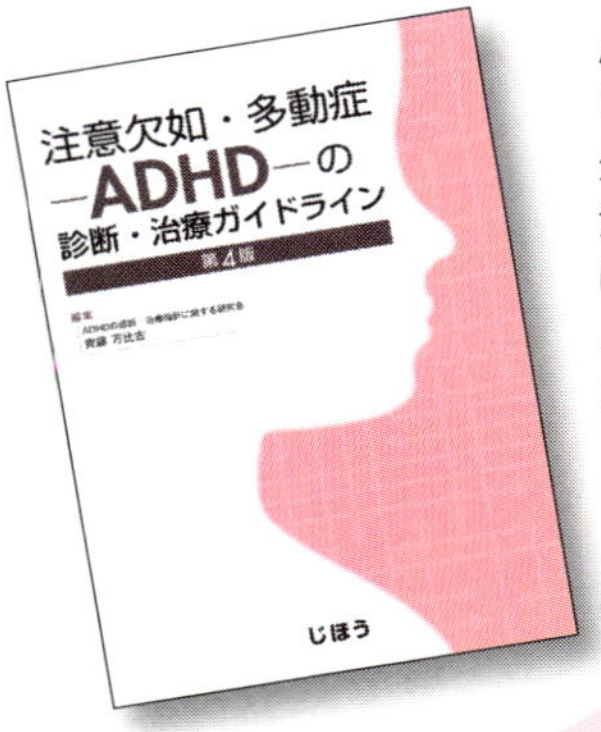

ADHD の診断・治療指針に関する研究会／齊藤万比古編『注意欠如・多動症―ADHD―の診断・治療ガイドライン　第４版』（じほう）には、ADHD の基礎知識と最新の診断・治療ガイドラインがくわしく掲載されている

基本的な対応

薬物療法と心理社会的な治療が基本的な対応となる。心理社会的な治療には親への説明、学校との連携、子ども本人との面接などが含まれる

応用的な対応

状況に応じて、親の会や自助グループの利用、通級教室などで専門的なサポートを受けること、各種の精神療法の実施などが検討される

3

「子育ての基本」を見直すためのコツ

これまでに解説してきた通り、
ADHD の子には「明るいキャラクター」と
「本番や土壇場に強い」という長所があります。
それをいかして生活できるように
親やまわりの人がサポートしていくことで、
子どもはのびのびと育ちます。

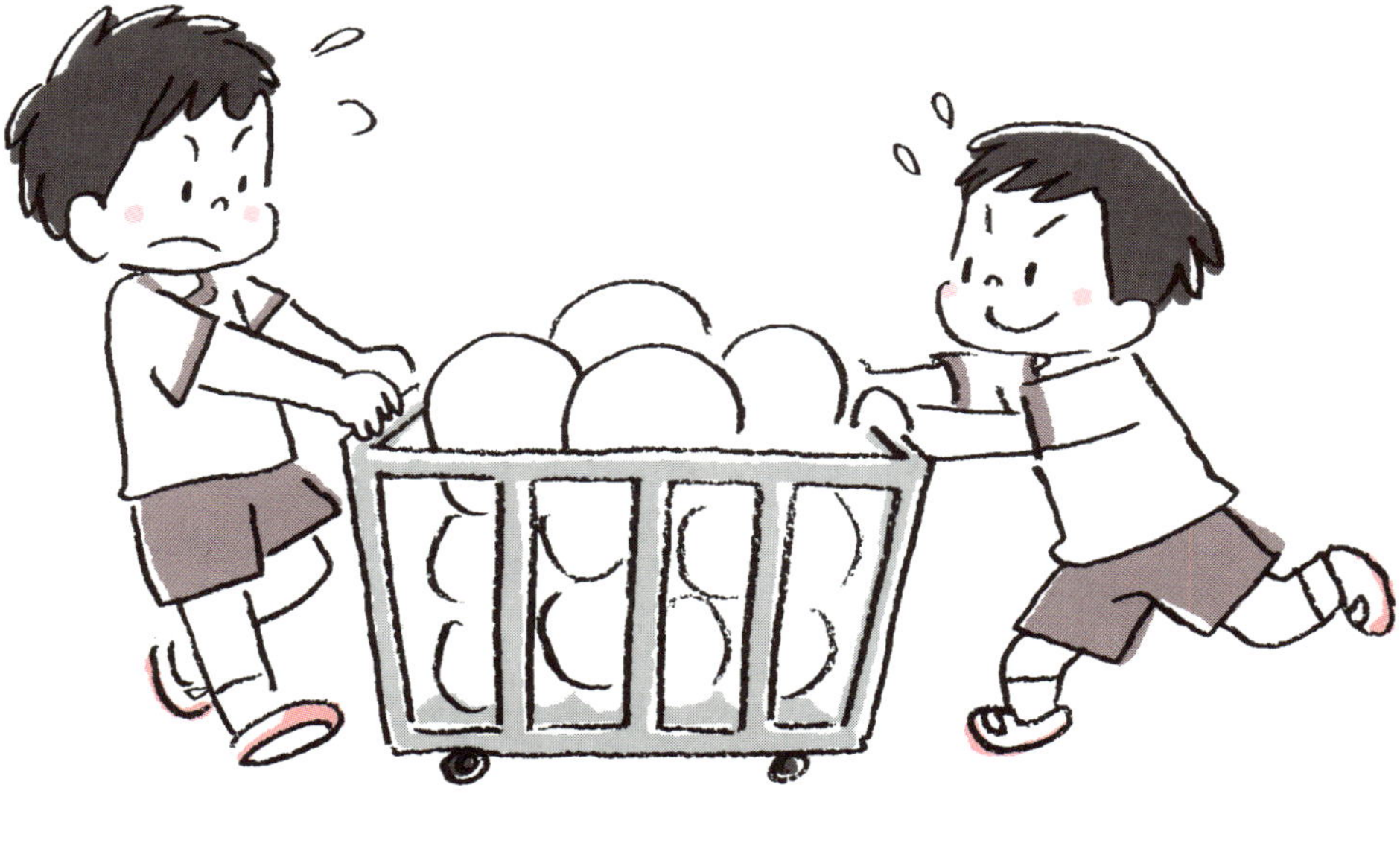

本田先生からのメッセージ

悟りを開けばみえてくる！目からウロコのADHD対応術

●「ミスは起こる」という前提で●

ＡＤＨＤの子が忘れ物もミスもなく、親の期待通りに活動できることが、ときどきあります。すると親は「この調子でがんばれば、問題は解決するのでは」と考えがちです。しかしそこで要求水準を上げると、子どもに無理をさせることになり、親子の生活はつらく苦しいものになっていきます。

ＡＤＨＤの子が、やればできるのは事実です。でも、いつもではありません。できるのはラッキーなときです。基本的には、落ち着いて正確に行動するのは苦手です。それもまた、事実なのです。ＡＤＨＤを否定してはいけません。

子どもにＡＤＨＤの特徴があるなら、「うっかりミスは起こるもの」という前提をもって生活しましょう。 ＡＤＨＤの子を育てていくうえでは、ある種の発想の転換をして、子どもの特徴を受け止めることが、なにより大切です。

●本当に苦手なことは、注意しない●

そうは言っても、子どもをみていて、注意しなければ直らないと感じることもあるでしょう。実際に、注意したほうがよいこともあります。ただし、**ＡＤＨＤの子の場合、本当に**

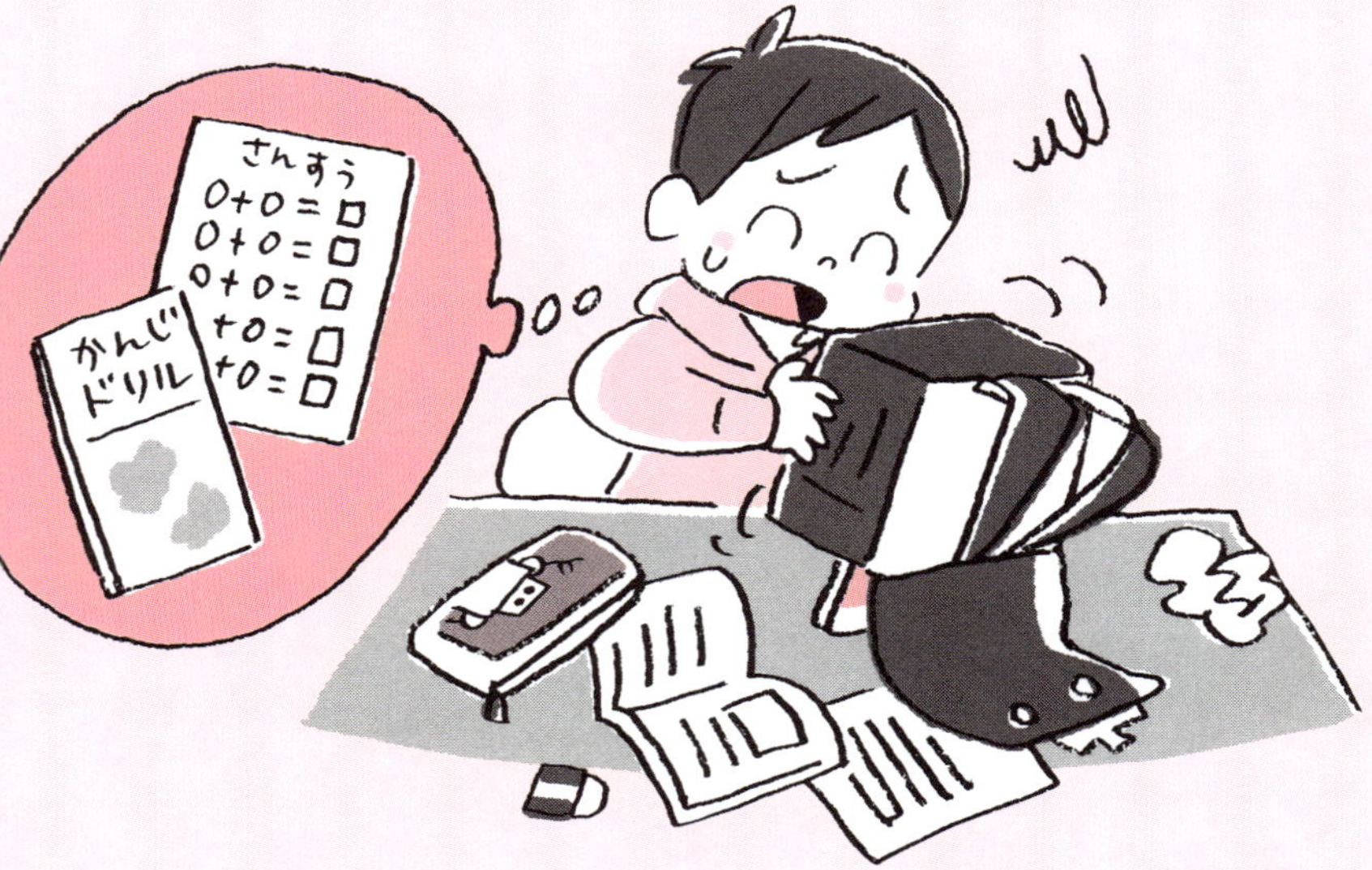

苦手なことは、注意しても変わりません。むしろ言い方によっては、注意すればするほど状態が悪くなります。

勉強への集中や活動の切り替え、片付けなど、子どもの苦手なことに対して多くを求めるのはやめましょう。**苦手な面では「OKレベルを下げる」「課題をひとつにしぼる」「帳尻合わせをよしとする」といった対応をおこなう**と、子どもが無理なく活動でき、親も注意しすぎることがなくなります。

この第3章と次の第4章では、そのような対応のヒントを多数紹介しています。それらを少しずつ試しながら、生活を調整してみてください。

● 悟りが開けて、将来がみえてくる ●

苦手なことを強要せず、子どものやり方やペースを受け止めて対応していけば、その子は基本的にはのびのびと明るく育ちます。失敗することが減り、苦手な面が自分の致命的な欠陥だと思わずに済みます。社会に対して疎外感をもつこともなく、**アイデアの豊かさや本番に強いことなどADHDの特徴をいかしながら、その子なりに社会参加できます。**ADHDの子のソーシャルスキルは、そうやって育ちます。

子どもの成長する姿をみるうちに、親の考えも変わっていきます。「自分がこの子の弱点を直さなければ」という意識はなくなり、**「ミスがあっても大丈夫」「わかっていれば、やりようはある」と考えられるようになります。それが悟りの境地です。**親がそう考えられれば、子どもの将来は明るくなります。この本を使って、ゆっくりとりくんでください。

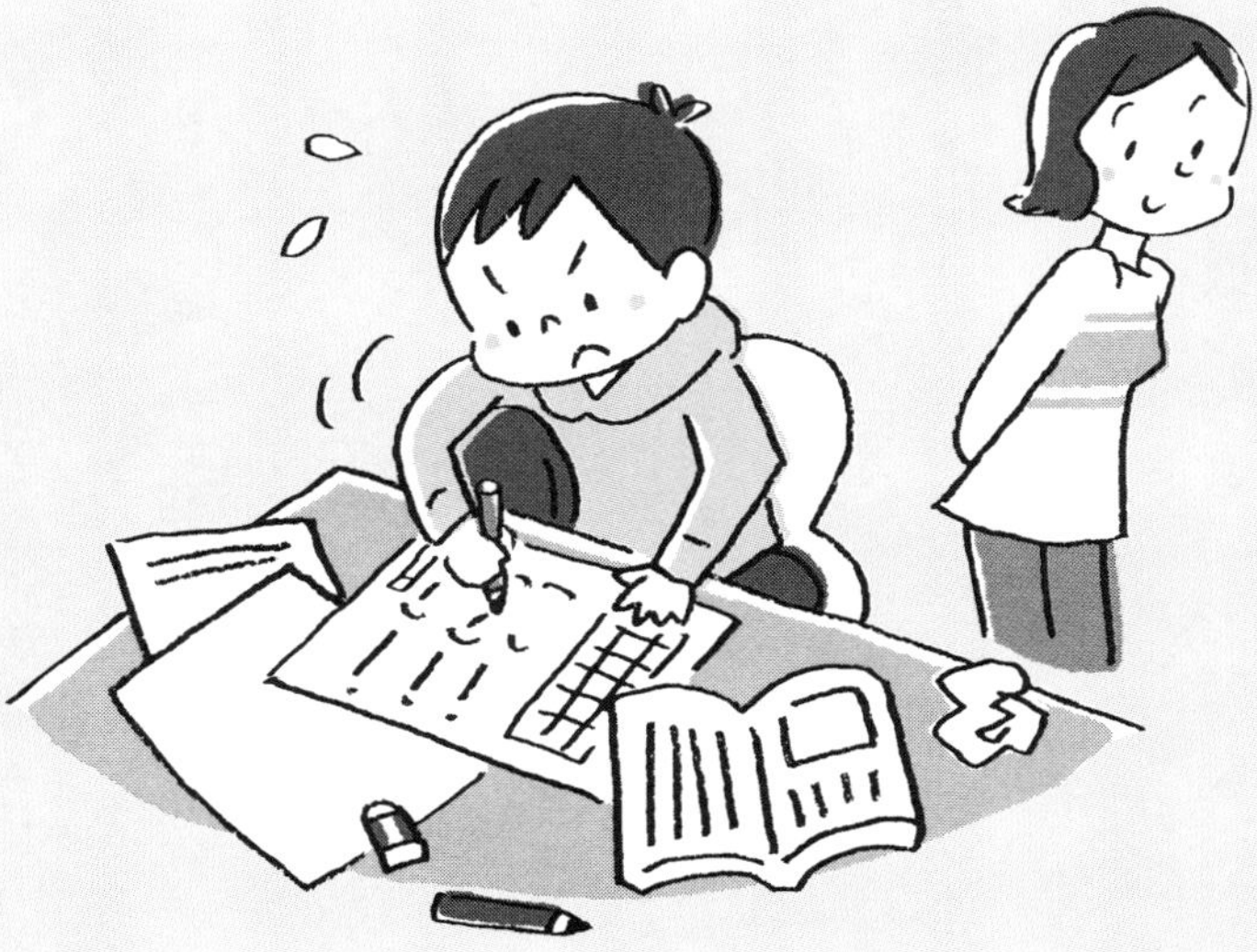

基本的な考え方——本来は天真爛漫に育っていく人たち

何度も注意しているのに、反省する様子がなかなかみられない

ミスをしても、気にしていないようにみえる。ミスが減っていかない

天真爛漫なのはよいが、そのせいでマナーが身につかない

持ち物やスケジュールを自分で管理せず、親に頼ってばかりいる

よくある誤解

本人の反省がたりない？

　ミスを注意しているのに、子どもが話を真剣に聞いていないようにみえ、「反省がたりない」と感じることがあるかもしれません。しかし、そこでもっと強く注意し、態度をあらためさせようとするのは、誤った対応です。

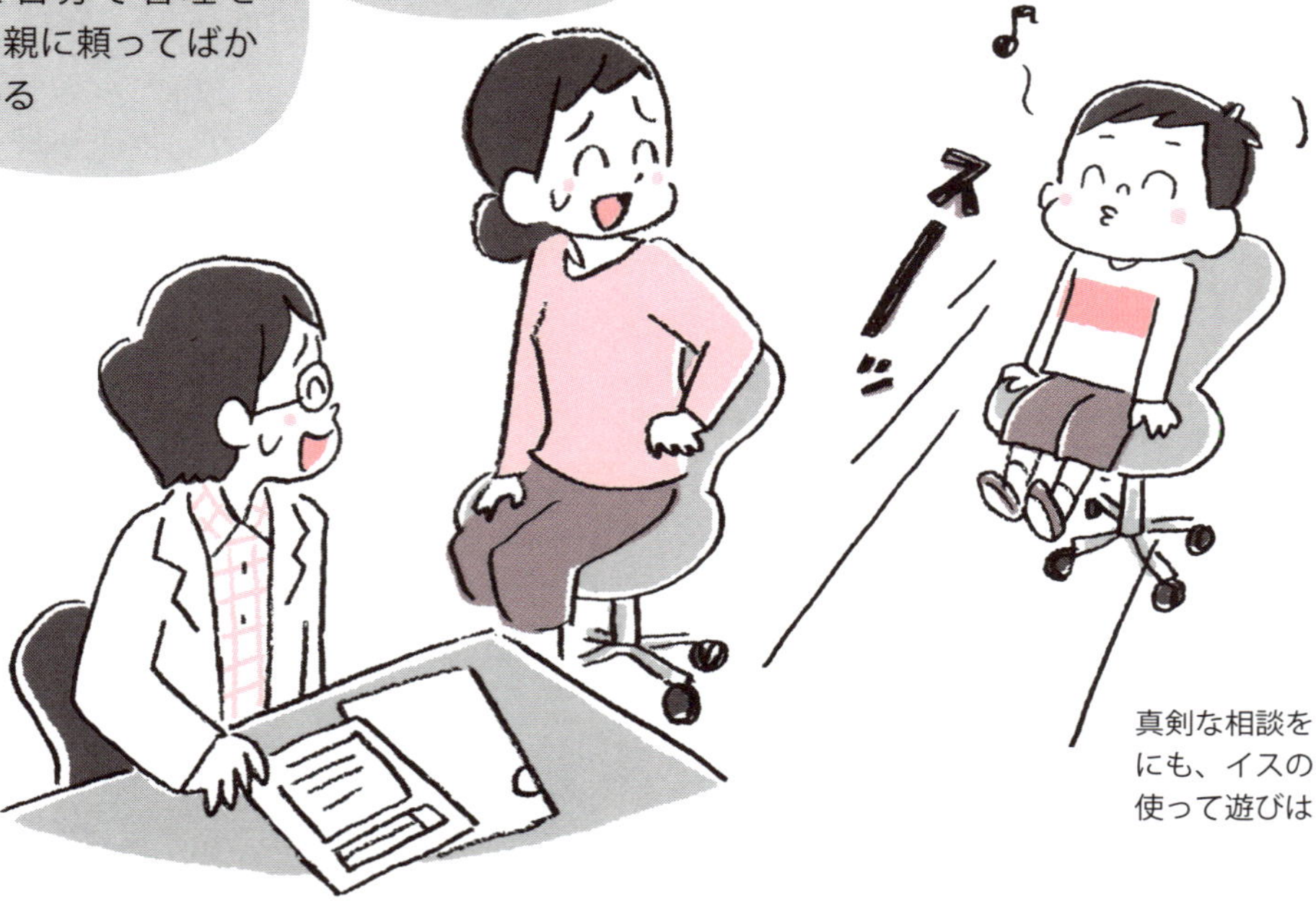

真剣な相談をしているときにも、イスのキャスターを使って遊びはじめてしまう

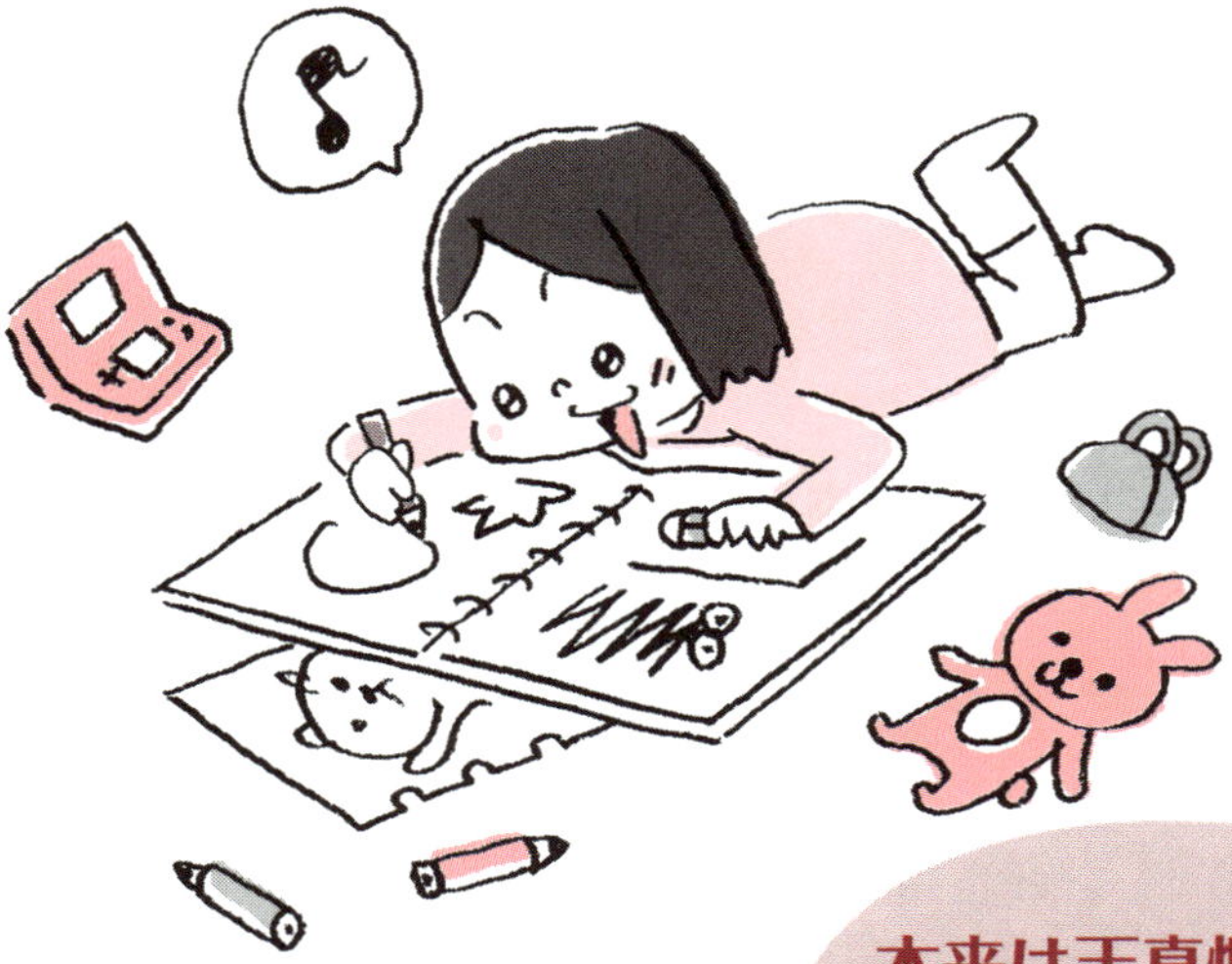

部屋を散らかしながらでも、のびのびと活動できているなら、それはそれでよしとする。いちいち反省を求めず、片付けはあとでいっしょにする

育て方のコツ

気楽なところを変えようとしない

　子どもが指示を理解できていないときや、理解してもうまくできていないときに、周囲は反省を求めがちですが、あせらせるのはやめましょう。本人なりのペースで、明るく前向きにとりくめるように、じっくりと育てていってください。

本来は天真爛漫

ADHDの子には、ミスや注意を気にしすぎず、よい意味で「お気楽」に、前向きに生活していけるタイプが多い

肯定的に考える

その気楽さを「反省不足」と否定せず、「めげない子」というふうに肯定的にとらえ、本人のペースを尊重する

自信をキープ

ミスをしてもくよくよと悩みすぎずに、本来の気楽さや自信をもって育つ。結果として、少しずつスキルを身につけ、成長していける

しっかりさせる

ミスやその後の態度を注意して、すべてあらためさせようとすると、本人がのびのびと活動できなくなっていく

不安が高まる

注意して問題を意識させたわりには、ミスが減らない。むしろ、本人の緊張感や不安が高まり、ミスが増えていく

明るいキャラクターが最大の魅力（ただし、おとなしい人もいる）

よくある誤解

明るいだけではやっていけない？

　子どもがなにかと家族を頼っている様子をみると、その子本人は明るく幸せそうにしていても、親として将来が心配になることもあるでしょう。しかし、そこで「ひとりで」「ちゃんと」とプレッシャーをかけるのは、さけてください。

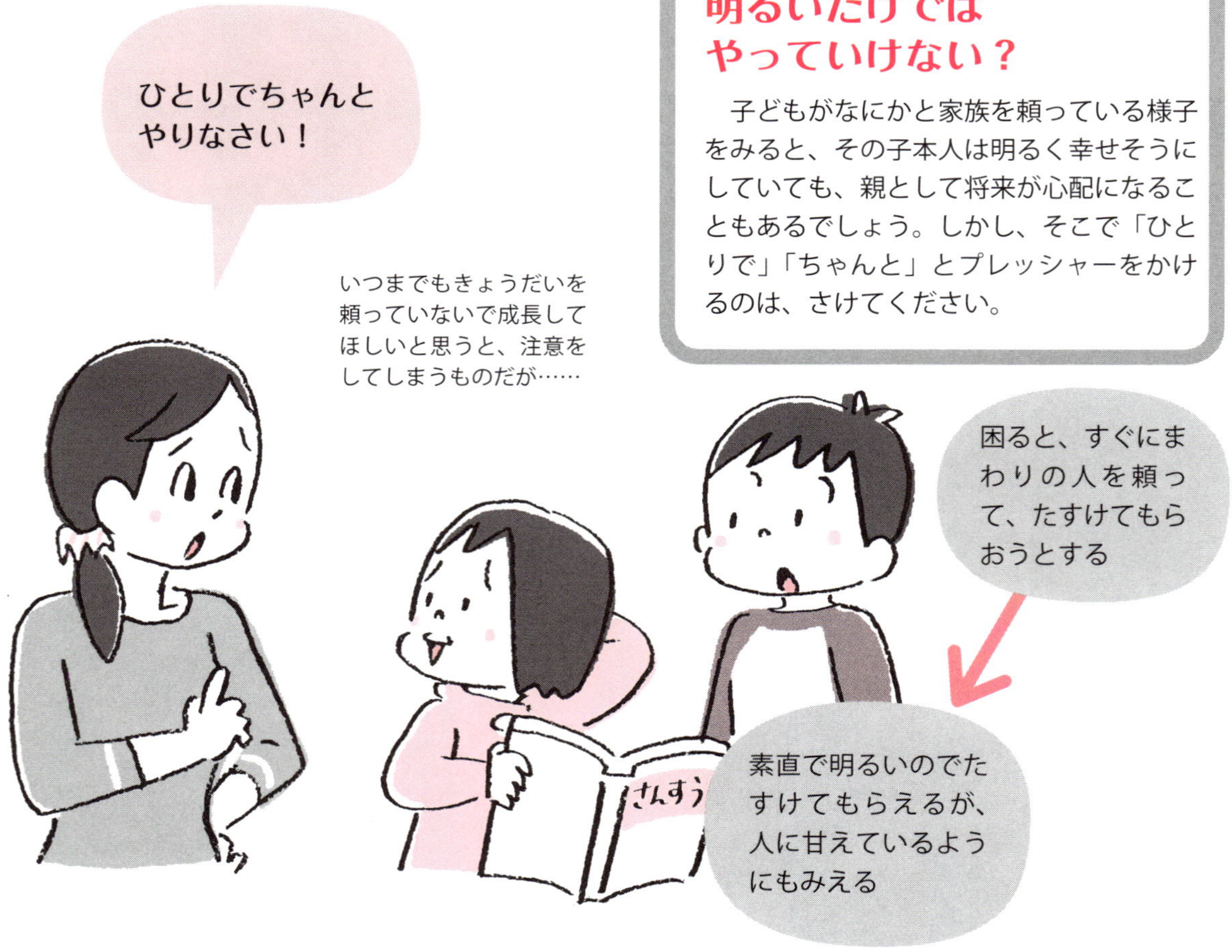
ひとりでちゃんとやりなさい！
いつまでもきょうだいを頼っていないで成長してほしいと思うと、注意をしてしまうものだが……
困ると、すぐにまわりの人を頼って、たすけてもらおうとする
素直で明るいのでたすけてもらえるが、人に甘えているようにもみえる
さんすう

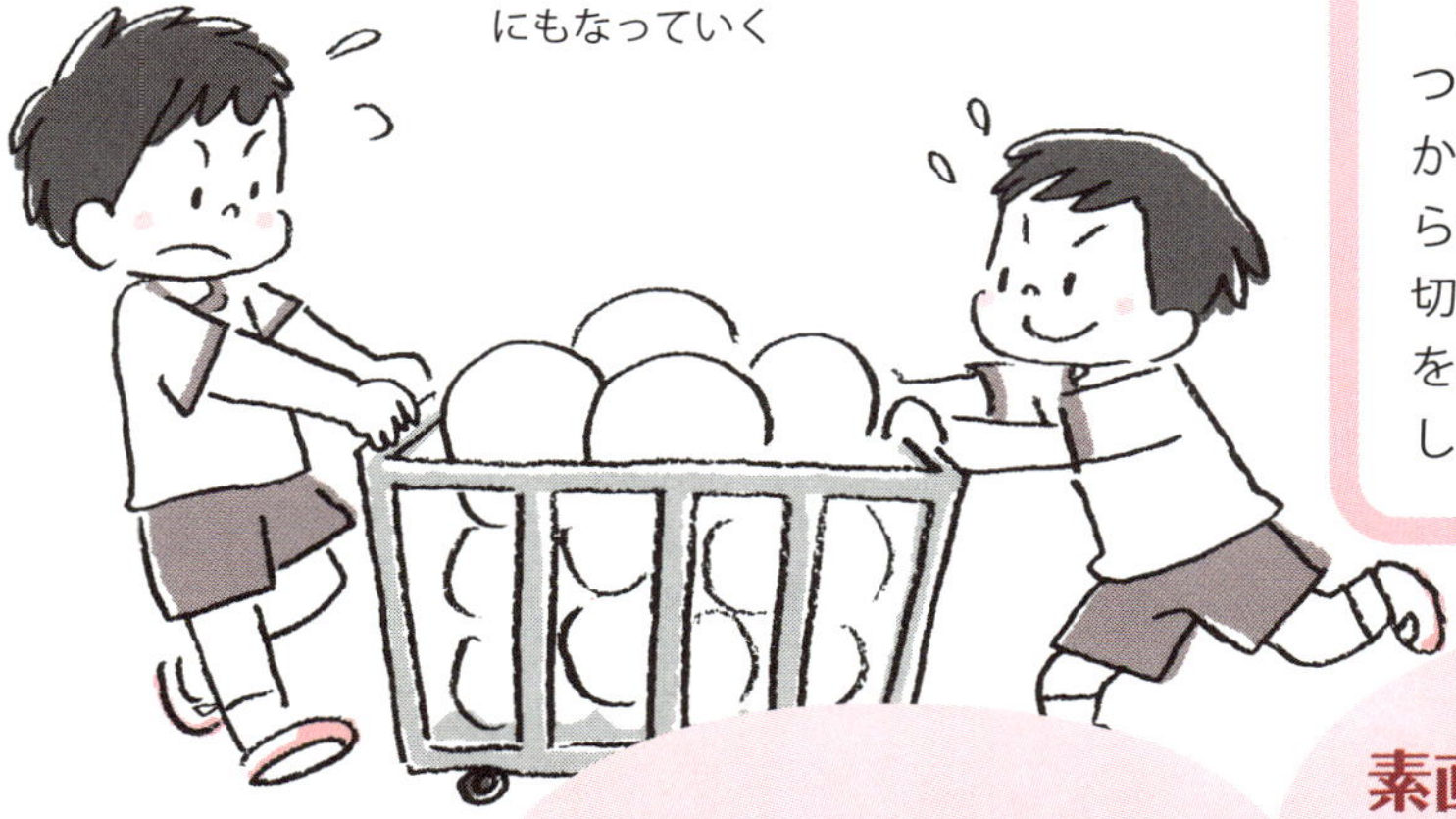

友達が重いものを運んでいるときには、自分から声をかけて手伝えるようにもなっていく

育て方のコツ

明るく人に頼れることも大切に

　持ち物の管理などを子どもが身につけていくことも大切ですが、おおらかな特徴をいかし、人の協力を得ながら生活していくことも、同じように大切です。素直に明るく人を頼れることを、否定しないで習慣化していきましょう。

自分から人を手伝える

困っている人がいたとき、気軽に声をかけて手伝えるというのも、このタイプの子の長所。それも大切にしていきたい

素直に人を頼れる

困りごとをひとりで抱えこまず、素直に人に聞いたり、人を頼ったりできることを、親も本人も大切なことだと考える

その明るさを長所に

ひとりでできることもあるが、そうではないこともある。おおらかさを長所として育て、その明るいキャラで人を頼れるように育てていく

おとなしい子にも明るいところがある

　ＡＤＨＤの子がみんな、明るい性格をしているわけではありません。おとなしい子もいます。

　ただ、ＡＤＨＤの子どもたちには、基本的にはおおらかなところがあります。自分にとって重要でないことでは、失敗しても気にしすぎず、元気にまたチャレンジできるのです。その長所が素直で明るいキャラとしていきるように、サポートしていきましょう。

打たれ強いようにみえて、傷つきやすいところもある

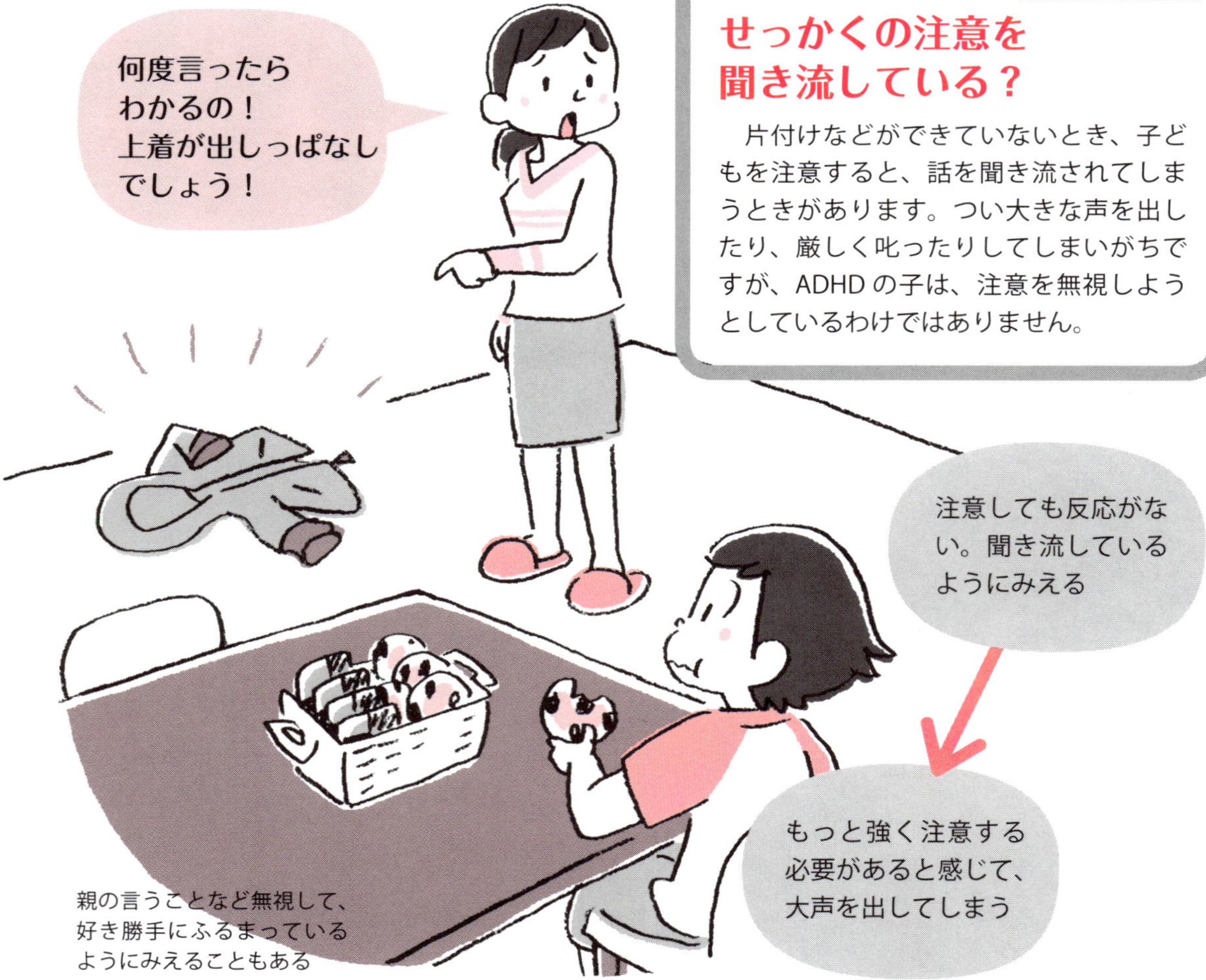
何度言ったらわかるの！上着が出しっぱなしでしょう！
注意しても反応がない。聞き流しているようにみえる
もっと強く注意する必要があると感じて、大声を出してしまう

親の言うことなど無視して、好き勝手にふるまっているようにみえることもある

よくある誤解

せっかくの注意を聞き流している？

　片付けなどができていないとき、子どもを注意すると、話を聞き流されてしまうときがあります。つい大きな声を出したり、厳しく叱ったりしてしまいがちですが、ADHD の子は、注意を無視しようとしているわけではありません。

育て方のコツ

傷つきやすい心に配慮する

子どもが話を聞き流しているようにみえるのは、その内容を本人が重要だと思っていないときや、聞きたくないと感じているとき。それ以上強く言っても、通じないか、子どもを傷つけるか、どちらかでしょう。ADHDの子は打たれ強いようにみえて繊細なところもあり、配慮が必要です。

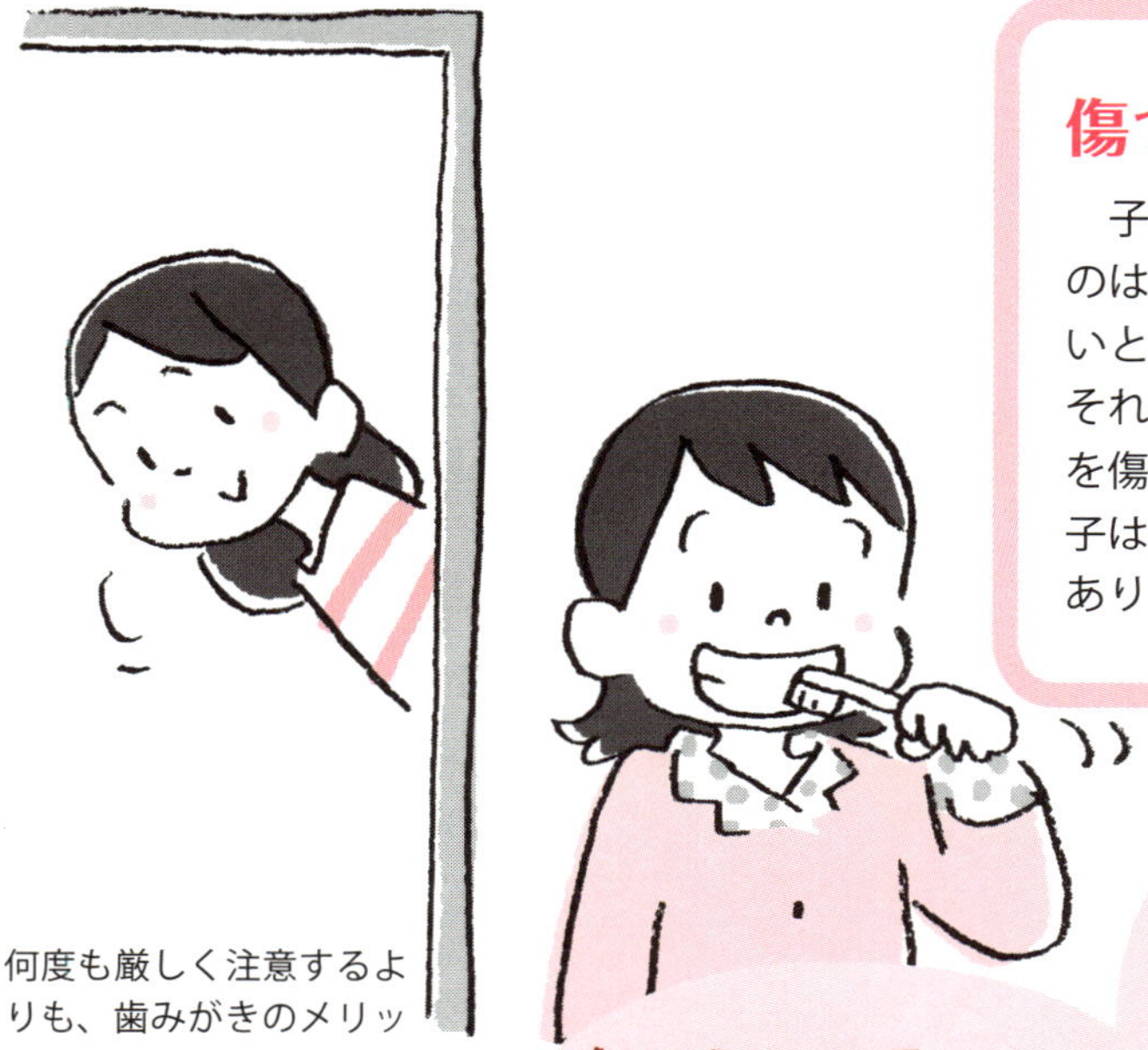

何度も厳しく注意するよりも、歯みがきのメリットを説明するほうが、本人のモチベーションにつながりやすい

気にしないところもある

身だしなみの乱れなど、本人があまり気にしていないことに関しては、注意してもうまく伝わらないことがある

注意する理由を説明する

なぜ注意しているのか、その理由を説明するとよい。身だしなみを整えることのメリットが伝われば、本人の意識が変わり、話が届きやすくなる

気にしているところもある

忘れ物が多いことなど、本人が気にして改善しようとしていることは、少し注意しただけでもショックを与えてしまう場合がある

言いすぎずに待つ

傷つきやすいところもあるので、本人が気にしていることについては、注意しすぎずに、その子なりのペースで改善していくのを待つ

気になるポイントは子どもによって違う。身だしなみを注意されることを嫌がる子もいる。子どもの反応をみて、対応を調整していくとよい

高いパフォーマンスを求めず、「OKレベル」を下げる

よくある誤解

やればできるのに、なまけている？

ADHDの子は、片付けや集中することを苦手としていながら、ときおり驚異的ながんばりをみせて、素晴らしい成果をあげることがあります。そうすると親や先生などは、子どもが高い能力をもっていながら、ふだんはなまけているのだと誤解しがちです。

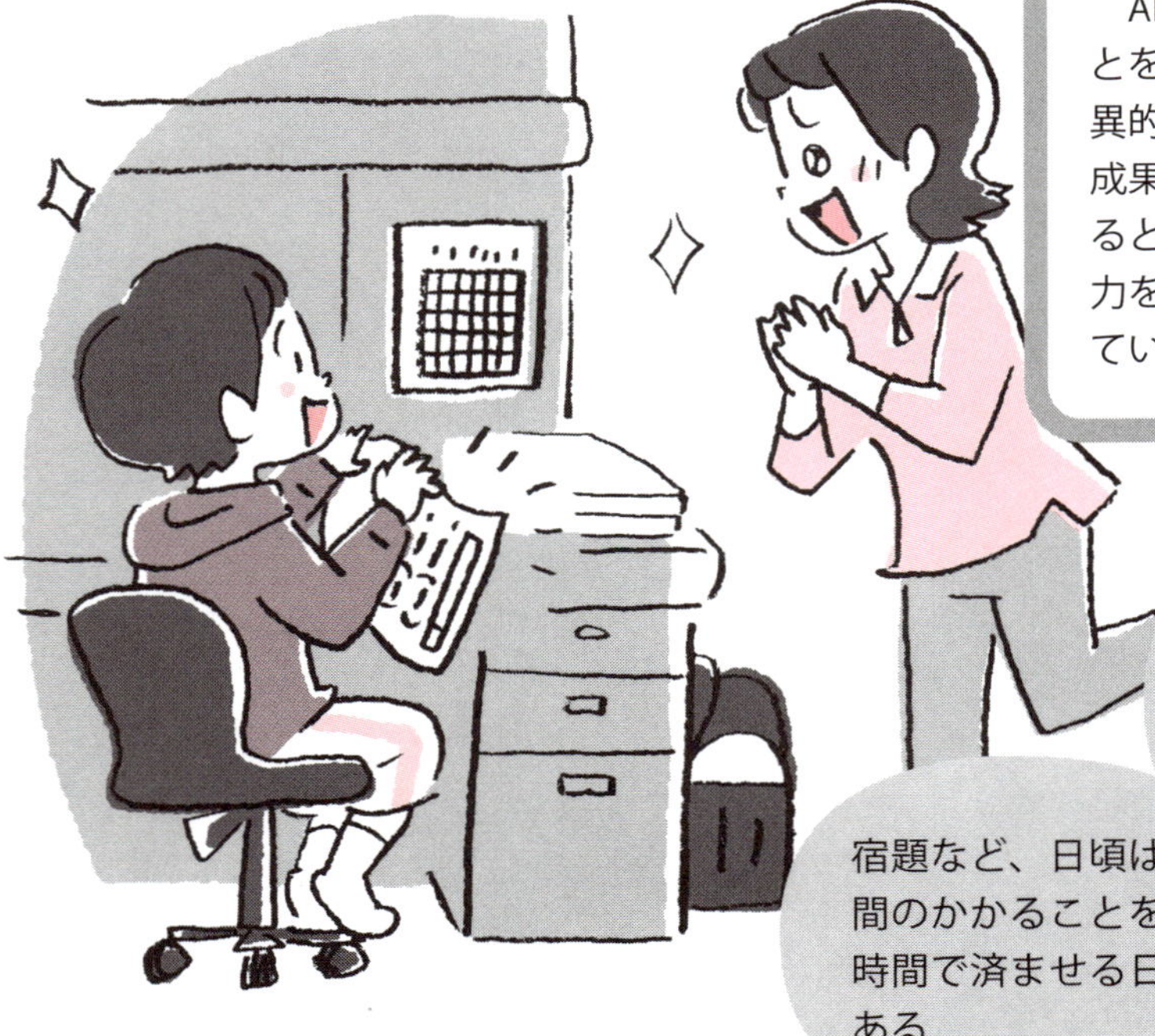
翌日の持ち物を自分でそろえ、提出物もしっかり出してくることもある
宿題など、日頃は時間のかかることを短時間で済ませる日がある
親は「成長した」「スキルアップだ」などと感動し、次からは同じようにできると期待してしまう

ふだんは注意してもなかなかはじめようともしない宿題を、子どもが自らはりきってとりくみ、終わらせる日も、ときにはある

育て方のコツ

よくできた日を基準にしない

ADHD の子が自分から用事をさっさと済ませたときには、ラッキーだと考えましょう。たまたま状況や本人の気持ちがうまくかみ合って、よい成果が出たのです。それを基準にしないで、「OK レベル」をもっと低く設定してください。

よくできたのはラッキー

人に言われる前から片付けや宿題にとりくみ、完璧にできたとしたら、それは「ラッキー」ととらえる

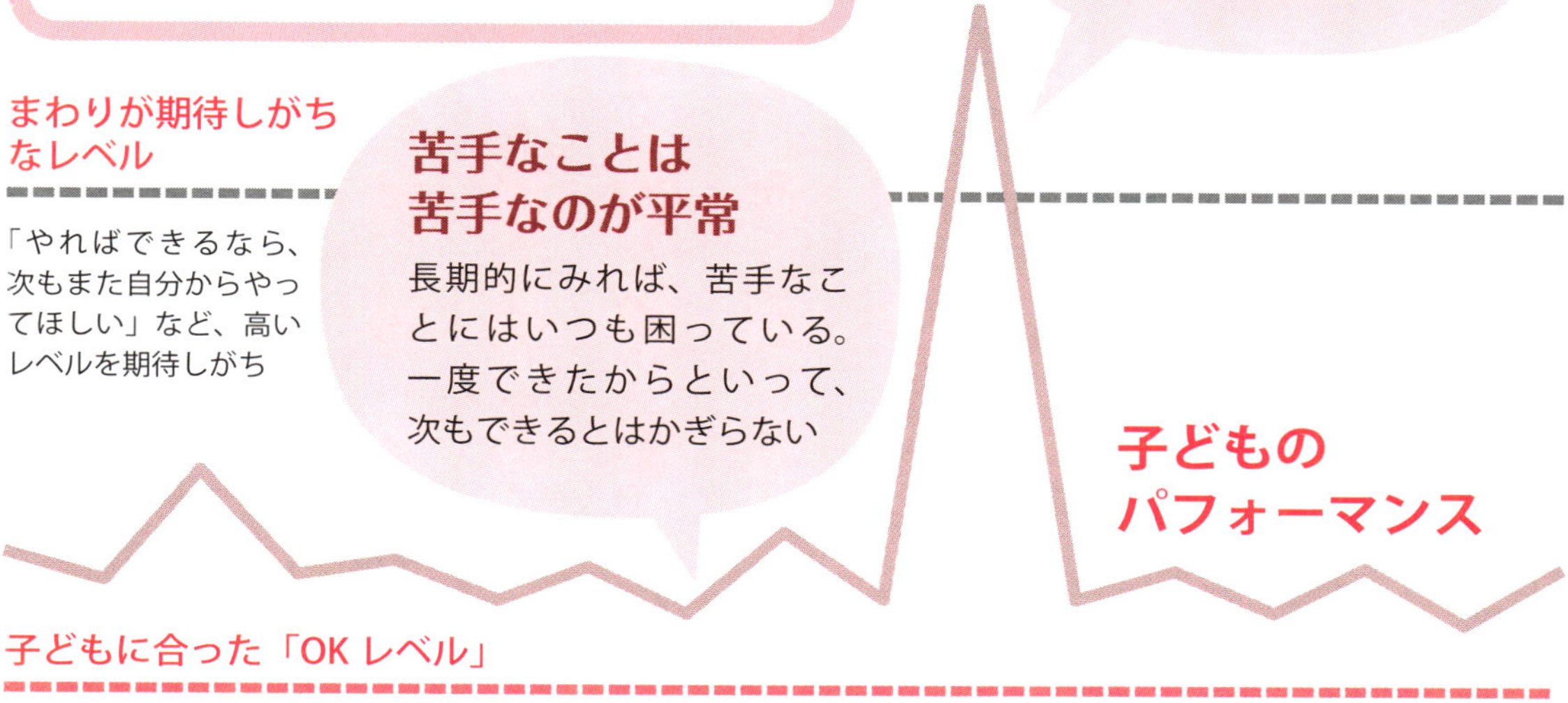
まわりが期待しがちなレベル
子どものパフォーマンス
子どもに合った「OK レベル」

「やればできるなら、次もまた自分からやってほしい」など、高いレベルを期待しがち

苦手なことは苦手なのが平常

長期的にみれば、苦手なことにはいつも困っている。一度できたからといって、次もできるとはかぎらない

「基本的には片付けが苦手」だということを認識して、無理のないレベルで期待する

OK レベルを下げると楽になる

「ここまでできれば OK」というレベルを、子どもが無理をしなくても達成できる基準で設定すると、子どもも親も日々の生活で過度のストレスを抱えなくて済む

レベルの設定は「わが子のエビデンス」で

OKレベルは、親としての実感をもとに設定してください。

たとえば、片付けは「ひとりならここまで」「きょうだいの手伝いがあればこのくらい」というふうに、無理なくできる範囲が、ある程度みえていると思います。

この子はこの程度なら確実という「わが子のエビデンス（根拠）」を基準にすれば、親子ともに無理なく生活できます。

まわりもおおらかになればうまくいく——課題は一度にひとつだけ

よくある誤解

忘れっぽいから注意を多めに？

　親は子どもの能力を伸ばしたいがために、その子のできていないところを指摘し、改善の方法を教えようとしがちです。とくにADHDの子の場合、忘れっぽいので、注意することが増えやすいのですが、それは必ずしも効果的な対応ではありません。

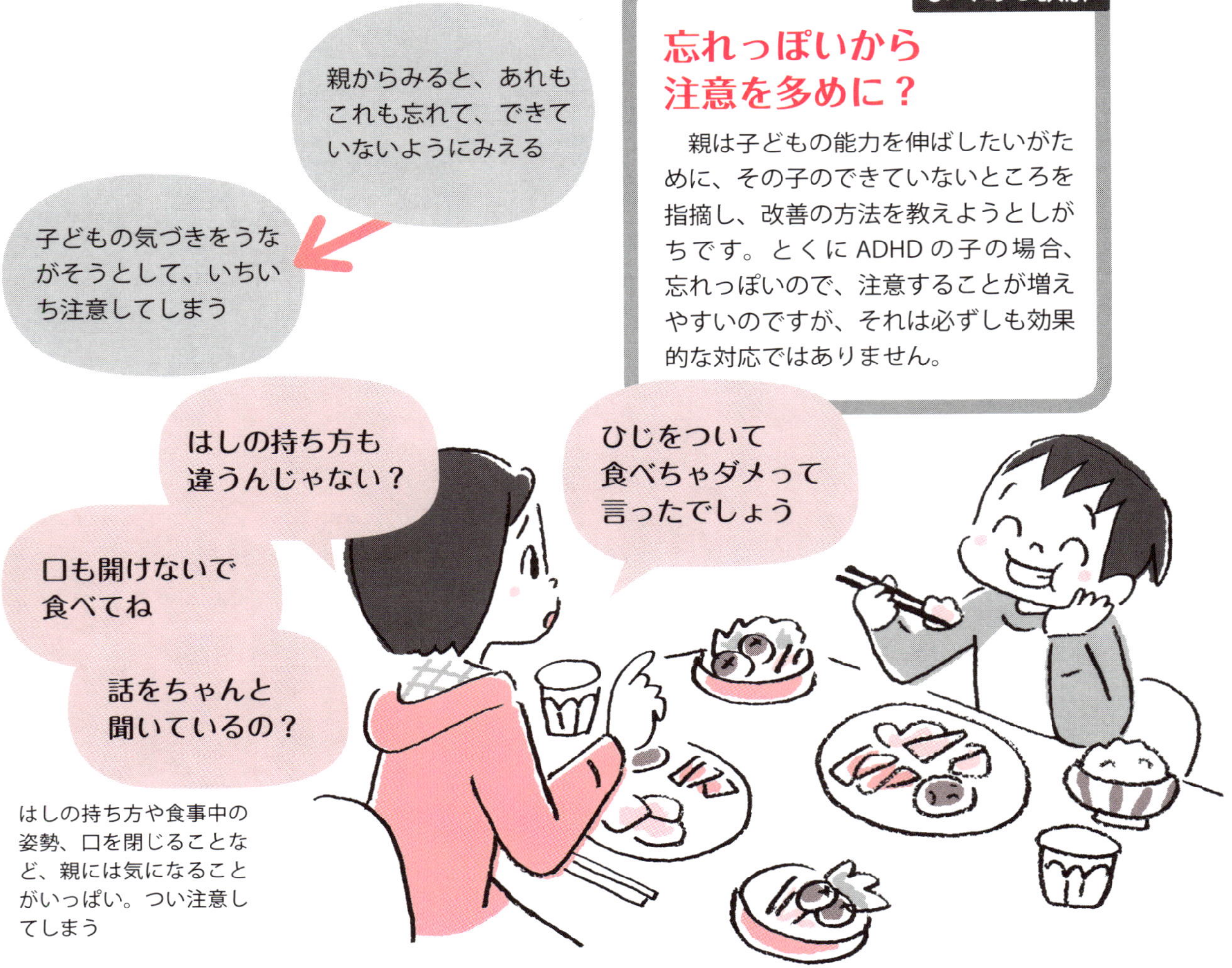
親からみると、あれもこれも忘れて、できていないようにみえる
子どもの気づきをうながそうとして、いちいち注意してしまう
はしの持ち方も違うんじゃない？
口も開けないで食べてね
話をちゃんと聞いているの？
ひじをついて食べちゃダメって言ったでしょう

はしの持ち方や食事中の姿勢、口を閉じることなど、親には気になることがいっぱい。つい注意してしまう

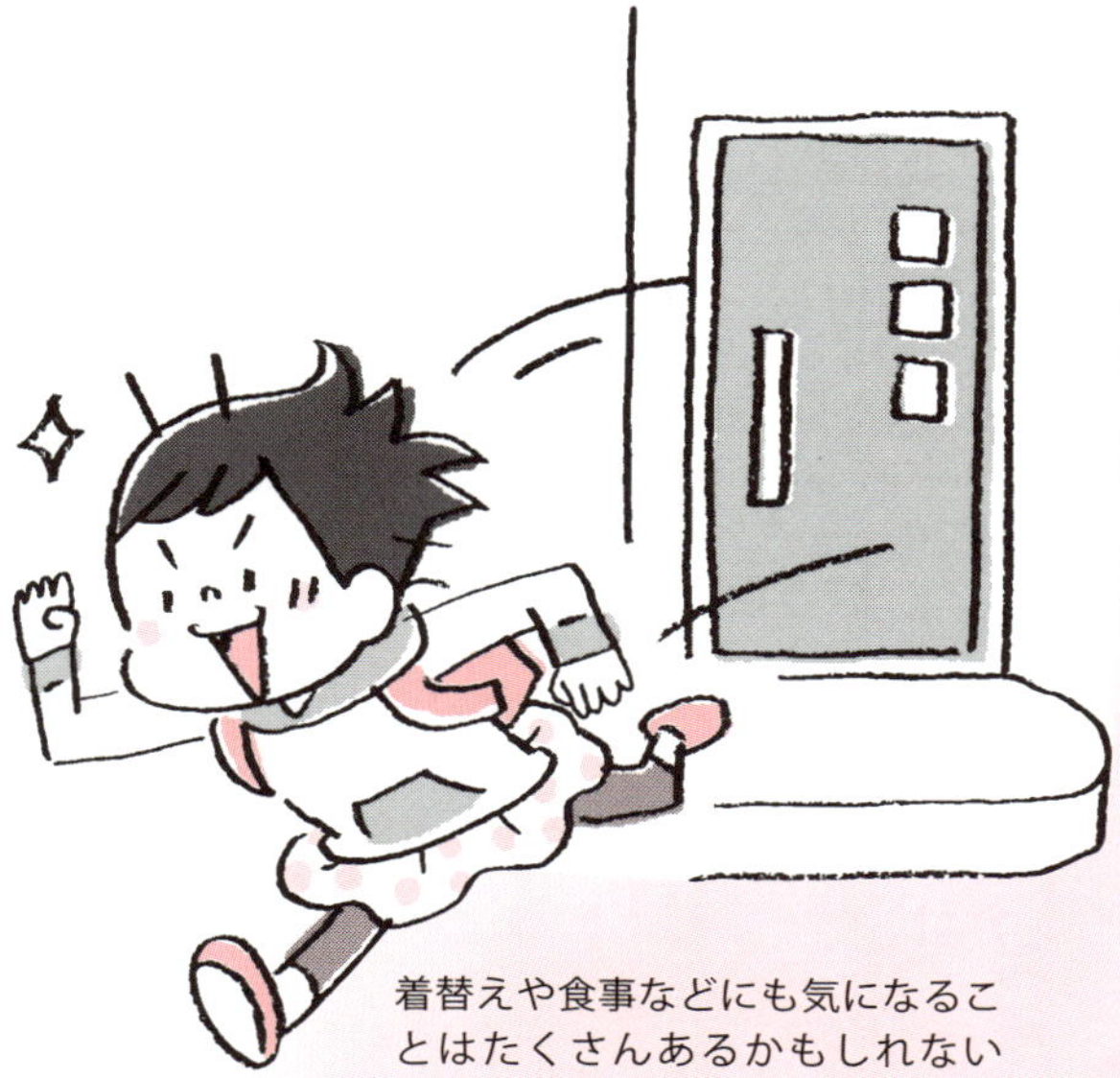

着替えや食事などにも気になることはたくさんあるかもしれないが、そこはアバウトに考えて、遅刻しないという課題に集中する

育て方のコツ

課題はひとつだけ、あとは大目にみる

ADHD の子は注意がとびちりやすいため、食事のマナーなどをいくつも同時に意識し、守るのは難しいでしょう。むしろ課題をひとつにしぼりこむほうが、うまくいきます。ほかの課題については、大目にみましょう。

課題をひとつ、決めておく

親としてはいくつもの課題が気になるものだが、もっとも重要なことをひとつだけ、課題として設定する。

課題ができていれば、ほかは OK

「遅れずに学校へいくこと」が達成できるなら、ほかのこまかいことは気にしない。子どもは目標に集中でき、親も伝えることがひとつになって楽になる

ここだけできれば OK

たとえば朝の身支度では
「遅れずに学校へいくこと」

ほかのことはできなくても OK

- 朝食を家族といっしょに、しっかりと食べる
- 持ち物を自分で準備し、忘れ物のないように確認する
- 起きたらなるべく早く、洗顔や着替えを済ませる
- 散らかしたものがあれば、家を出る前に片付ける
- 着替えなどをはじめたらテレビのことは気にしない
- 肌着や下着がみえないように、服をきちんと着る
- 家族と顔を合わせたら元気に「おはよう」とあいさつをする

のびのびと育てるために必要な「究極の選択」とは

「正確に」「速く」書けるのがよいと考えて指導していては、子どもはストレスを感じ、明るさを失っていく。字は整っていなくても「独創的な作文が書ける」など、よい面に目を向けたい

よくある誤解

バランスよく育つのがベスト？

なにごともバランスよく身につけることが、子どもの将来の可能性を広げるという考え方があります。しかし、子どもは一人ひとり違います。とくに発達障害の子の場合、個性が際立っています。バランスを求め、子どもを枠にはめこむのは、誤った対応です。

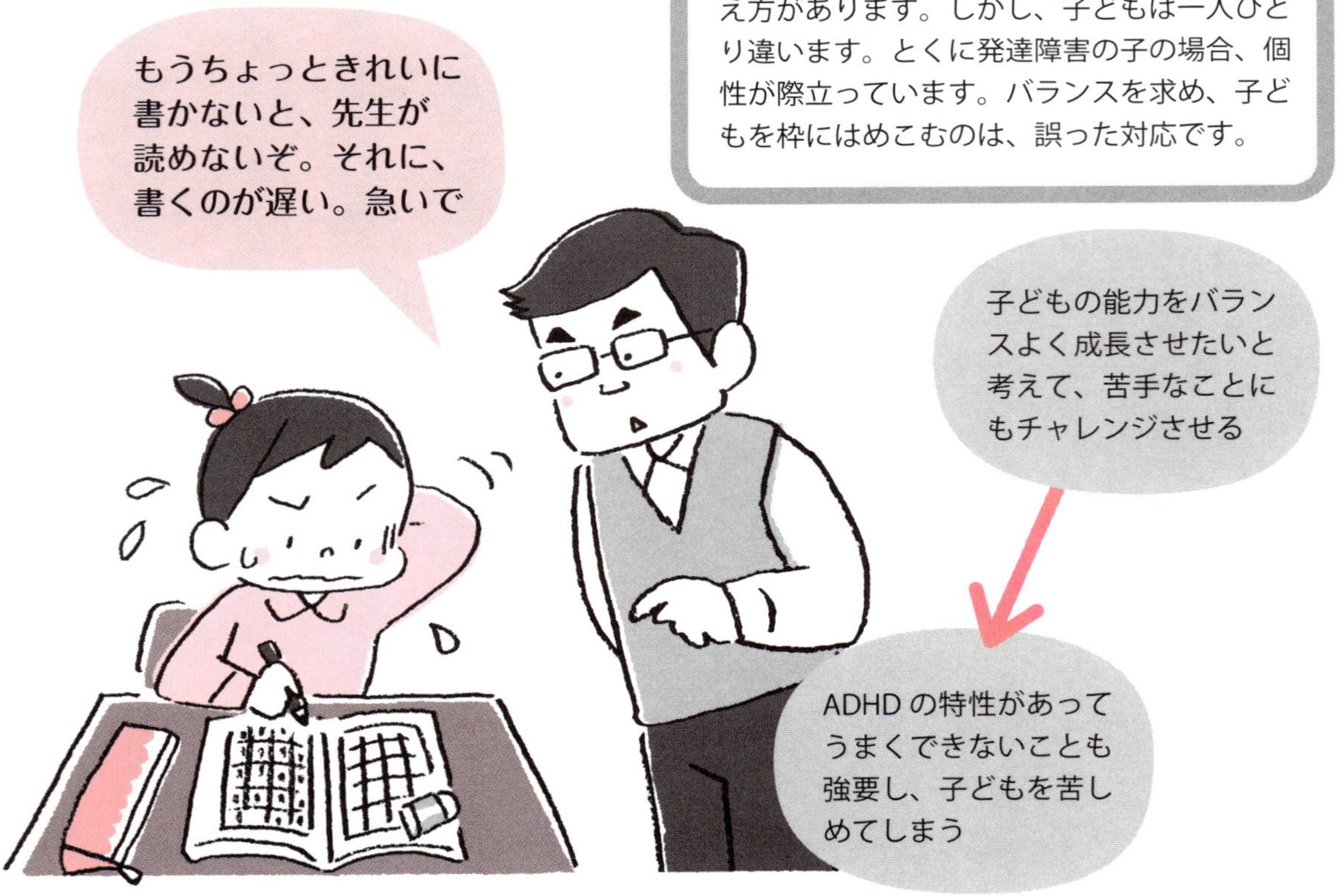
もうちょっときれいに書かないと、先生が読めないぞ。それに、書くのが遅い。急いで
子どもの能力をバランスよく成長させたいと考えて、苦手なことにもチャレンジさせる
ADHDの特性があってうまくできないことも強要し、子どもを苦しめてしまう

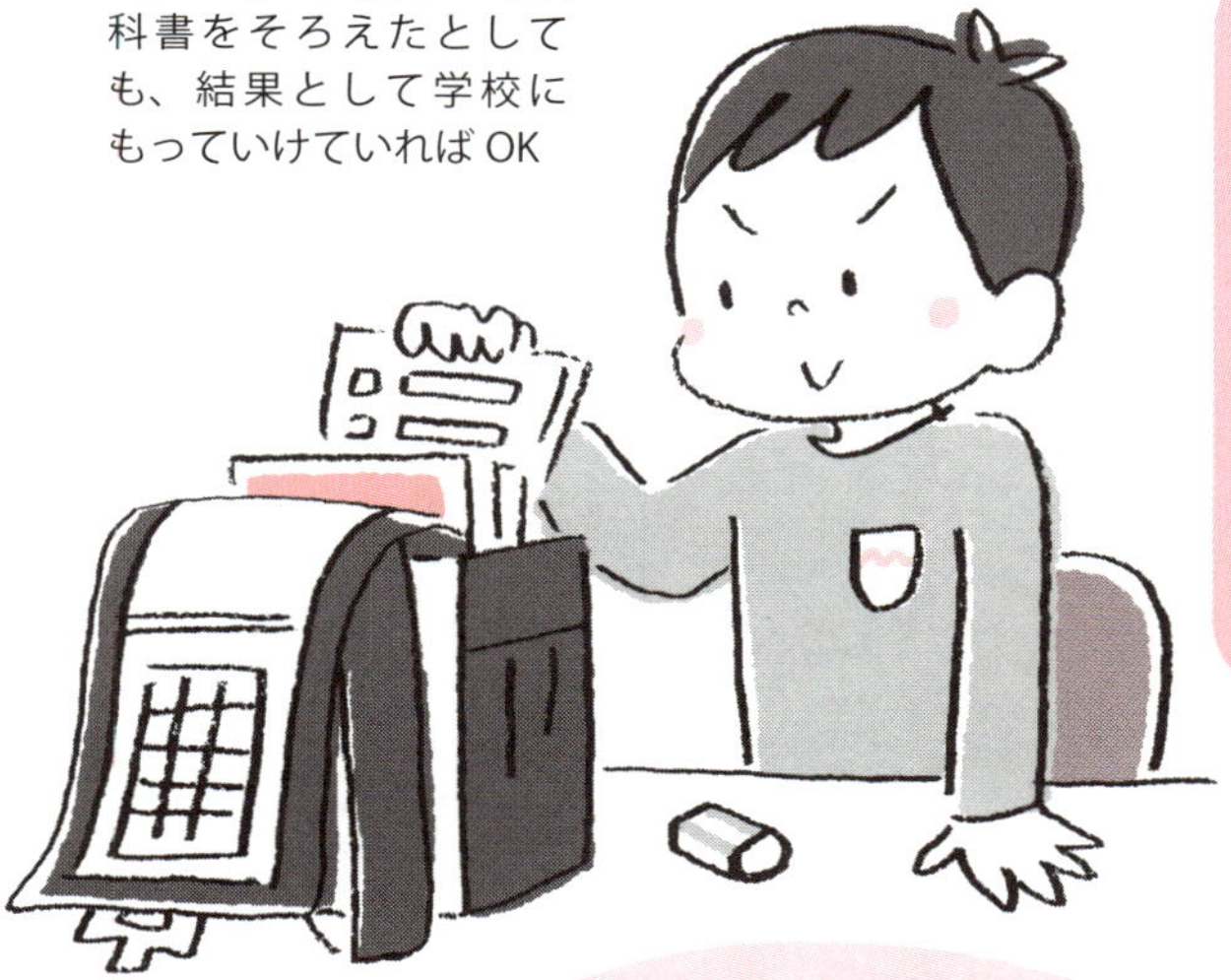

当日の朝に大騒ぎして教科書をそろえたとしても、結果として学校にもっていけていれば OK

育て方のコツ

経過を問わず、結果オーライに

誰にでも得意不得意はあります。完璧を求めるのはやめましょう。ADHD の子を育てるうえでは「経過」と「結果」のどちらかを選ぶという「究極の選択」が必要で、重視すべきなのは「結果」です。

コツコツよりも一発勝負

ADHD の子は計画的にことを進めるのが苦手。日頃からコツコツとがんばることができなくても、肝心なときに一発勝負で結果を出せればよいと考える

前もってよりもギリギリセーフ

約束の時間や期日よりも前に、余裕をもって行動することも苦手。ギリギリになるまでなにもしていなくても、最終的に間に合えばよいと考える

帳尻が合えば OK

計画することや準備することが苦手でも、途中経過がどのようなものであっても、結果として帳尻が合っていればよいという姿勢で育てていく

「ギリギリスイッチ」を押せるのは本人だけ

最後には観念してとりくむのなら、同じことを前もってやってほしいと思うのではないでしょうか。しかし、土壇場になってからようやくスイッチが入り、集中力が発揮されるというのは、ADHDの特徴のひとつです。変えられるものではありません。

「ギリギリスイッチ」のようなものがあって、それを押せるのは本人だけなのだと考えてください。

ハートにうったえかけるような対応を

「いまやろうと思っていた」は言い訳ではなく、本人は本当にそう思っている。思っていてもその「いま」になかなか移れないのが、ADHD の子の困難。そこにはサポートが必要

よくある誤解

よく言い聞かせればできる？

入浴や歯みがきを手早く済ませるように、何度も言い聞かせていても、それができない子がいます。注意すると、言い訳をするときもあります。そのような場合、大人が言い方を見直すことが必要かもしれません。

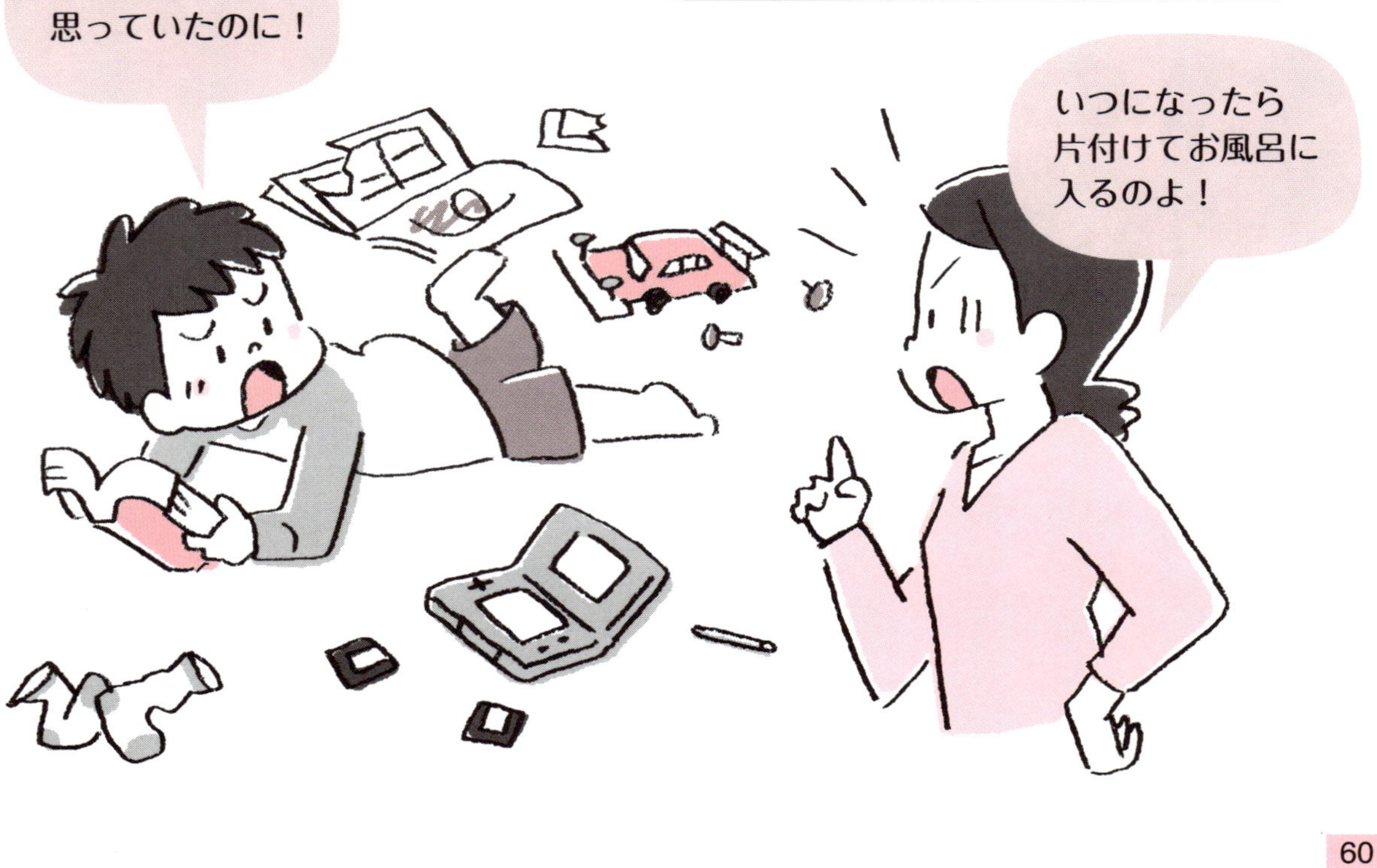
いまやろうと思っていたのに！
いつになったら片付けてお風呂に入るのよ！

「あと40分でアニメがはじまるから、お風呂を済ませておいたら？」などと、本人の興味をひく言い方を心がける

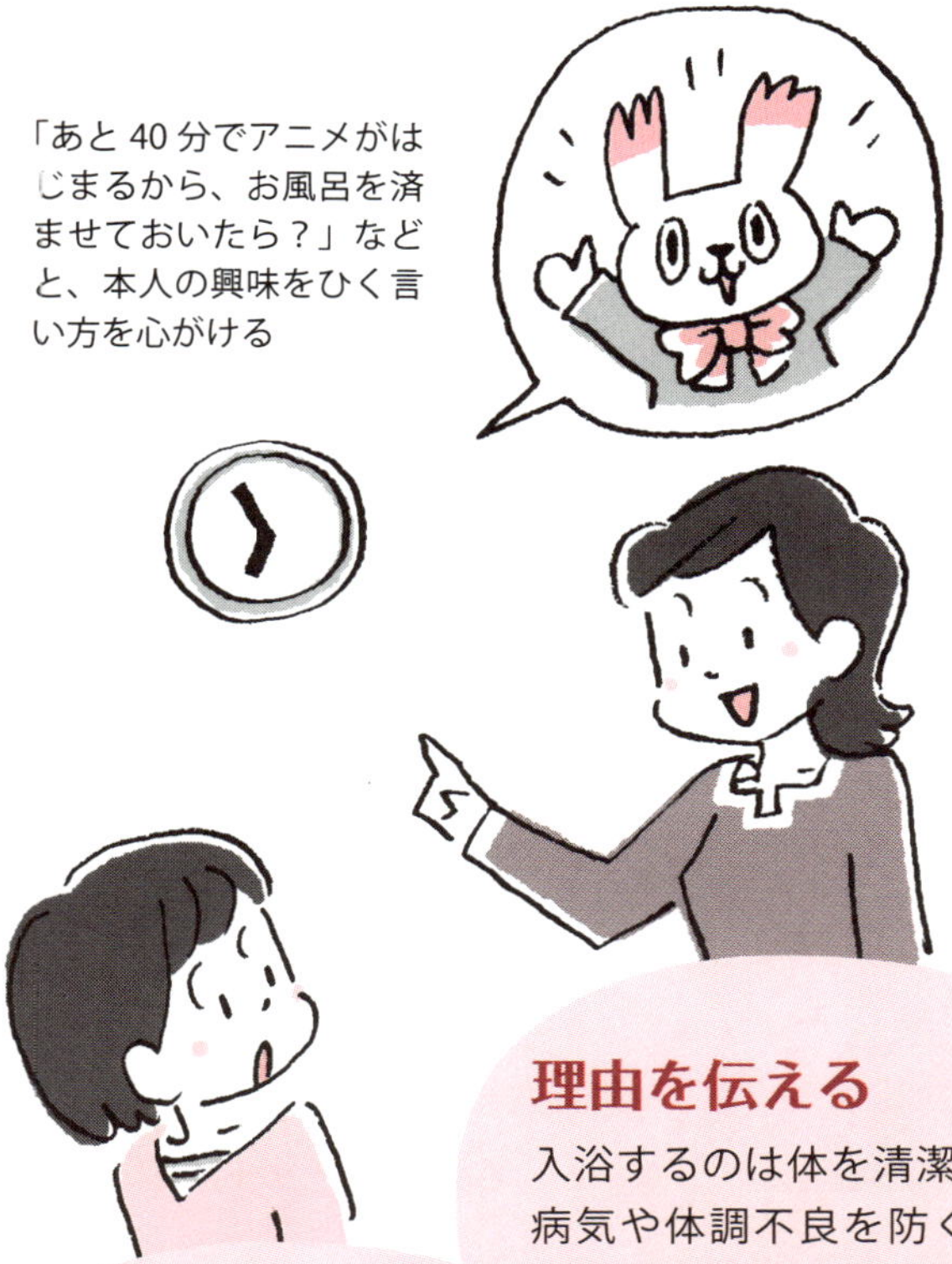

育て方のコツ

せかさずに理由や効果を説明する

　言っても動かない子には、違う言い方をしてみましょう。「早くやりなさい」「こうしなさい」などとこまかく指定しないで、詳細は本人にまかせ、親はやってほしい理由や効果を、子どものハートにうったえかけるように、説明してみてください。

せかさない

入浴してほしい時間帯の15分くらい前に、余裕をもって声をかける。さらに5分ごとに声をかけ、ゆっくりと切り替えていく

理由を伝える

入浴するのは体を清潔にし、病気や体調不良を防ぐためといった理由を伝え、本人の意識を変えていく

効果を教える

「早く入浴すればそのあとテレビがみられる」など、本人にとって価値のある効果を教えておく

やり方はまかせる

「入浴」を目標にするなら、入ればOKというくらいにゆるくかまえ、やり方は基本的に本人にまかせる

ASDの子どもとの違い

　ADHDの子には、ハートをくすぐるかけひきが有効です。「お母さんがうれしいから」などと家族の気持ちを伝えると、子どもの心に響くこともあります。

　いっぽう、ASDの子の場合には、かけひきは効果的ではありません。家族の気持ちや理由を伝えて子どもの意識にうったえるよりも、ルールを決めていっしょに守ろうと伝えるほうが、習慣が定着しやすい傾向があります。

内申点や学歴よりも、本人の選択を重視して

子どもが宿題に手をつけず、動画をみてばかりいると、つい小言のひとつも発したくなってしまうものだが

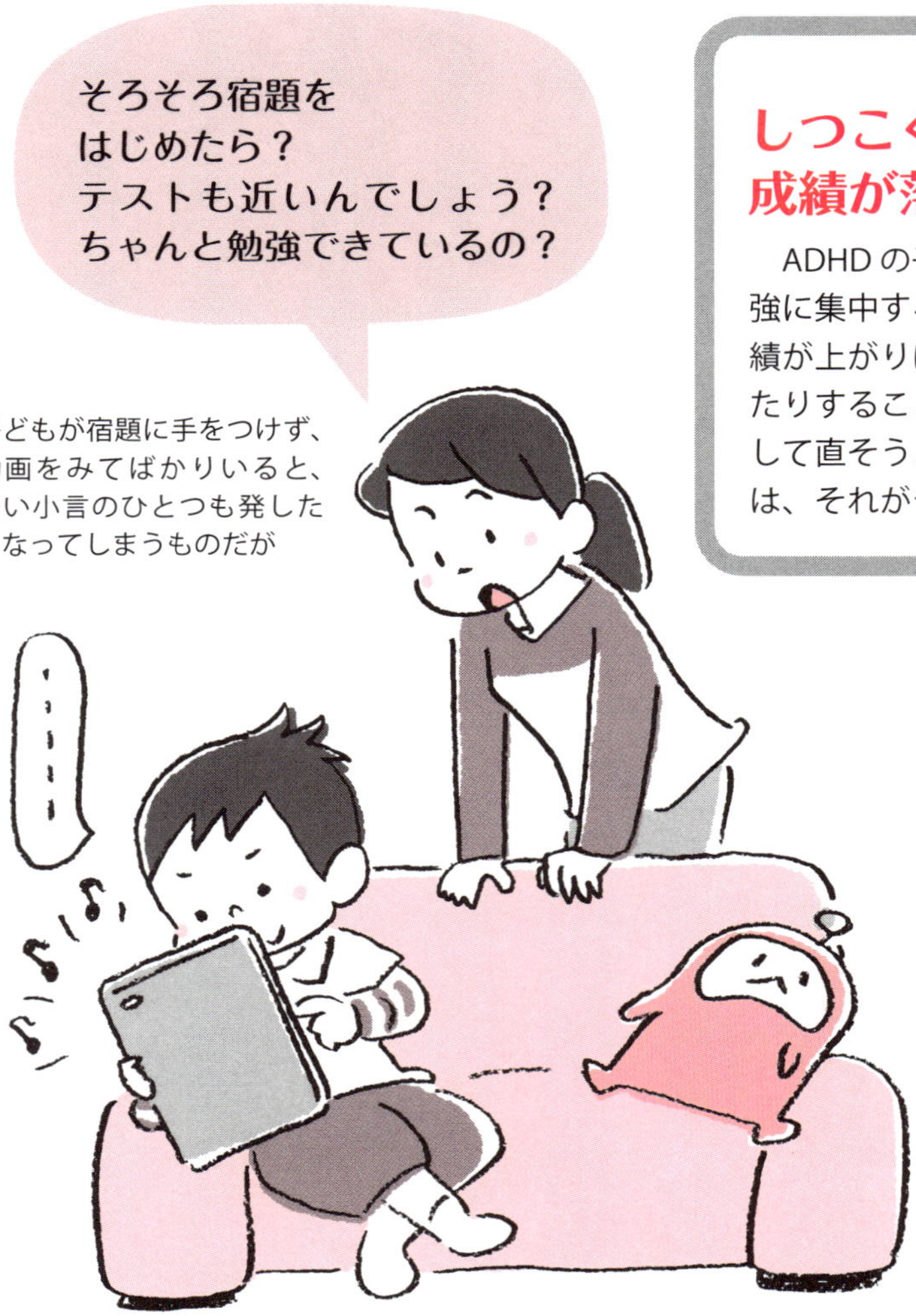
そろそろ宿題を
はじめたら？
テストも近いんでしょう？
ちゃんと勉強できているの？
……

よくある誤解

しっこく言わなければ成績が落ちる？

ADHD の子は授業中におとなしく座って勉強に集中することが苦手です。そのため、成績が上がりにくかったり、内申点が低くなったりすることがあります。親はしつこく注意して直そうとしがちですが、子どもによっては、それがきわめて難しい場合もあります。

子どもが勉強や宿題になかなか集中できない様子をみていると、将来が心配になる

じっと座っているのが苦手だといっても、内申点や学歴は重要。どうにかしたい

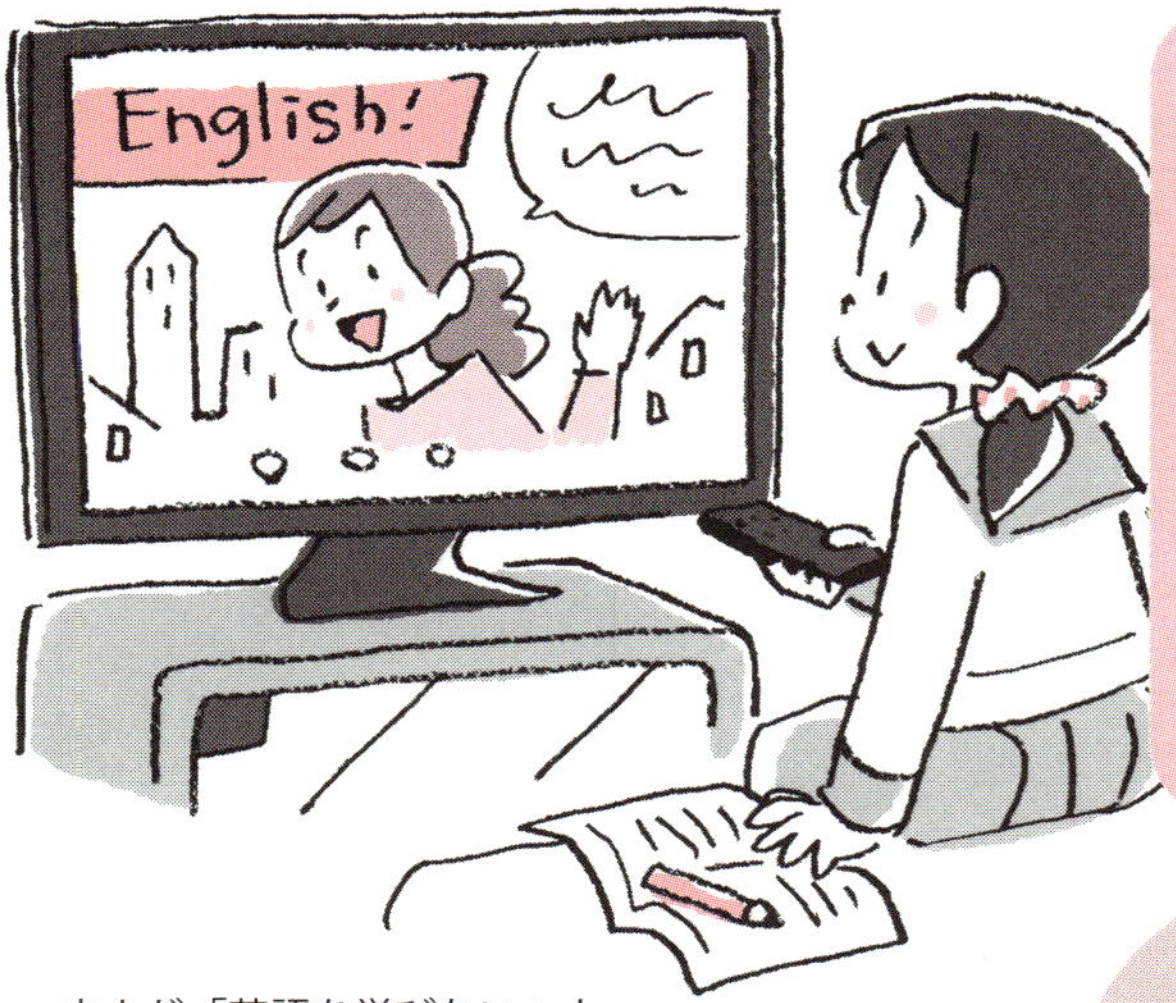

本人が「英語を学びたい」と言っているなら、そのために必要なことを親子で考え、できることから実践していく

育て方のコツ

成績よりも、進路全体に目を向ける

「内申点」「学歴」という基準で高い目標をもつと、難しいことも出てきます。しかし進路全体をみたときには、どの子どもにも豊富な選択肢があり、その子に合った目標を設定することができます。成績だけにこだわらず、進路を広く考えていきましょう。

集中するのが苦手

勉強や授業に集中することがどうしても苦手な子もいる。遅刻をなくせない子もいる。それを完全に解消することは難しい

苦手なことは受け止める

子どもの困難を理解し、受け止める。苦手だからといって、勉強をあきらめさせる必要はないが、基準は見直す

ポジティブな進路選択に

内申点や学歴を基準にするのではなく、本人の希望やその子の能力を基準にして進路を相談し、本人が選択する

それでも言ってやらせる

将来のためには内申点や学歴を上げることが必要だと言い聞かせ、苦手なことにもとりくませていると、子どもが苦しむ

ネガティブな進路選択に

結果として、親が子どもの実感や意思を考慮せず進路を選ぶ形になってしまい、その子の明るさや積極性が消えていく

集中するのが苦手な子の場合、注意しても注意しなくても、結果として、なかなか集中できないというのは同じ。言い聞かせても、基本的にはマイナスの効果しか出ない

苦手なことを「致命的だ」と思わせてはいけない

苦手なことを、ただがんばっていても、なかなかうまくいかない。そういう日々が続くと、子どもは自信を失っていってしまう

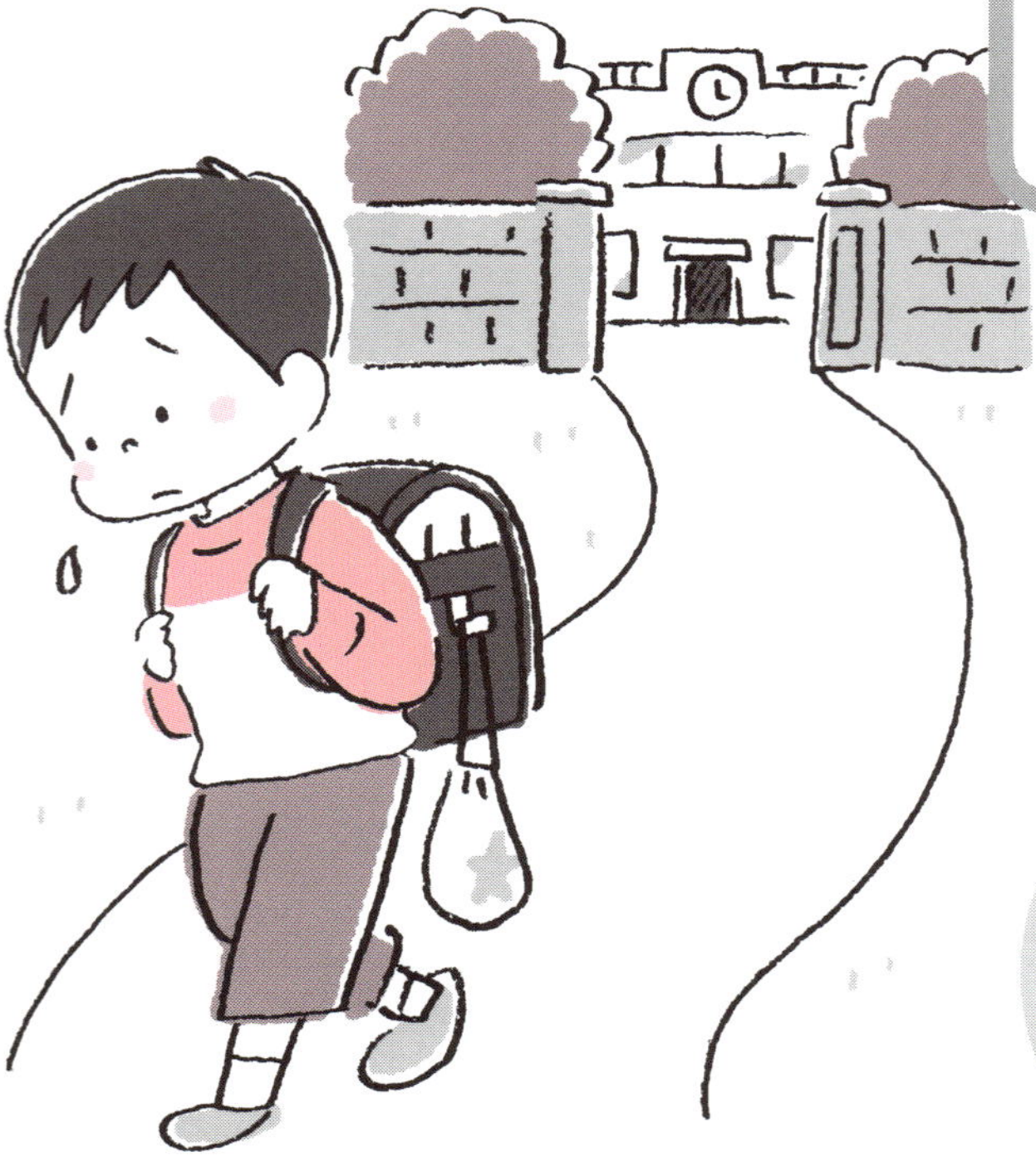

よくある誤解

いつかは弱点を克服し、違う生活に？

ADHDの特徴を、いつかは克服すべき弱点だと考えるのは間違いです。大人になる頃には落ち着きが出て、いまとは違う生活になるというふうに考え、それを子どもにも伝えるのはやめましょう。見通しがはずれて、いずれ親子ともに落胆します。

うっかりミスや衝動的な言動などの特徴を、克服すべきものだと考える。その認識を親子がともにもってしまう

本人が努力しても親がサポートしても、特徴はなくならず、親子ともに無力感を抱く

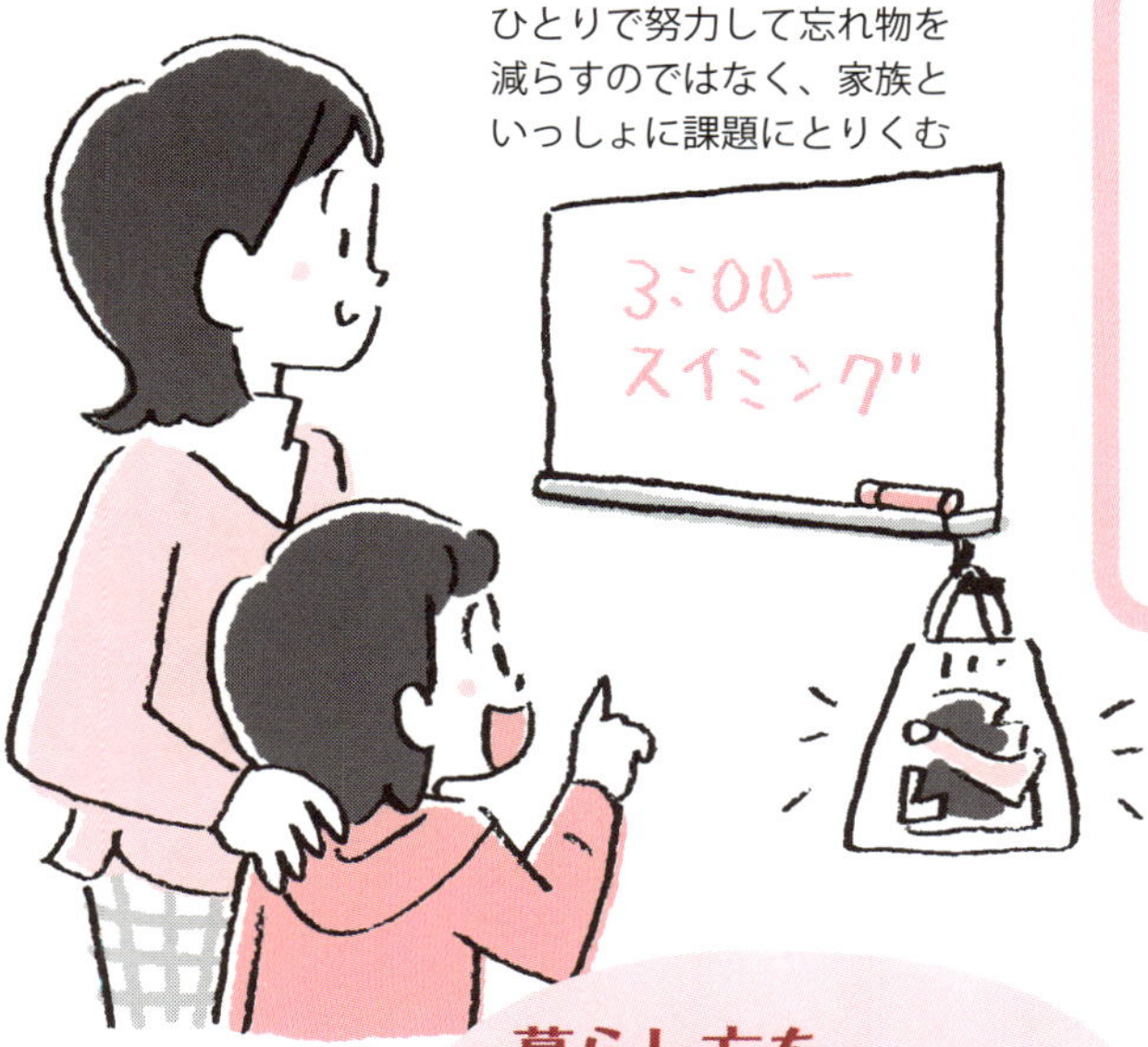

ひとりで努力して忘れ物を減らすのではなく、家族といっしょに課題にとりくむ

育て方のコツ

苦手意識を植えつけない

ADHDの特徴はずっと残るものです。それによって苦手になることもありますが、そのせいで生活に致命的なダメージが生じるわけではありません。特徴を適切に理解すれば、生活は調整できます。苦手意識をもたせないことが重要です。

特徴を肯定的にとらえる

ADHDの特徴を否定せず、よい面に目を向ける。親子ともに、欠点ではなく特徴として考える

暮らし方を模索していく

特徴を理解したうえで、それが生活上の大きな支障にならないよう、家族で暮らし方を調整する

自信を失わずに育つ

本人が、苦手なことがあっても人といっしょにとりくめば大丈夫だと実感できる。そうすることで、大人になってからも自信を失わずに生活していける

深刻に悩ませてしまわないように

ADHDの子どもに「このくらい、自分でできるようにならないと」などと声をかけ、高い目標を示すのは、やめましょう。

ささいなことだと感じるかもしれませんが、子どもはその目標を基準にして考え、自分は努力しても周囲の期待に応えられないという実感をもちます。そして、自分には苦手なことがあり、それが致命的な欠陥だと感じて、深刻に悩んでしまうのです。

COLUMN

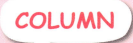

父親か母親が、同じタイプの場合には

理解も対応もしやすくなる

子どもに発達障害がある場合、父親や母親が似た特徴をもっていることがあります。親も苦労してきているため、子どもの困難に共感しやすくなります。

似た特徴をもつ親は、子どもに自分の過去を重ね合わせ、理解の参考にできます。もうひとりの親はパートナーと子どもの似ているところに共通の対応ができます。

特徴が似ていることには利点がありますが、同一視しすぎると、子どもの個性を見落としてしまうという注意点もあります。親の特徴や経験はあくまでも参考情報であり、子どもに同じことが当てはまるとはかぎりません。

こんなふうに考えよう！

○
親の自分が大人になってもまだ苦労しているのだから、子どもはよりいっそう大変なはず

ADHDといっても、一人ひとり特徴は違う。親の成功例が参考になるとはかぎらない

×
自分のように苦労することのないよう、子どもにはもっとしっかりしてほしい

自分もいろいろな特徴がありながら、うまくやってこられたので、子どももきっと大丈夫

4

子どもの「苦手な場面」をサポートするコツ

目標を無理のないレベルで設定し、
子どもが課題にひとつずつとりくめるように
サポートしていけば、その子はのびのびと育っていきます。
そうして子どもの自信を育みながら、
片付けや活動の切り替え、勉強といった苦手な場面では、
よりふみこんだサポートもおこないましょう。

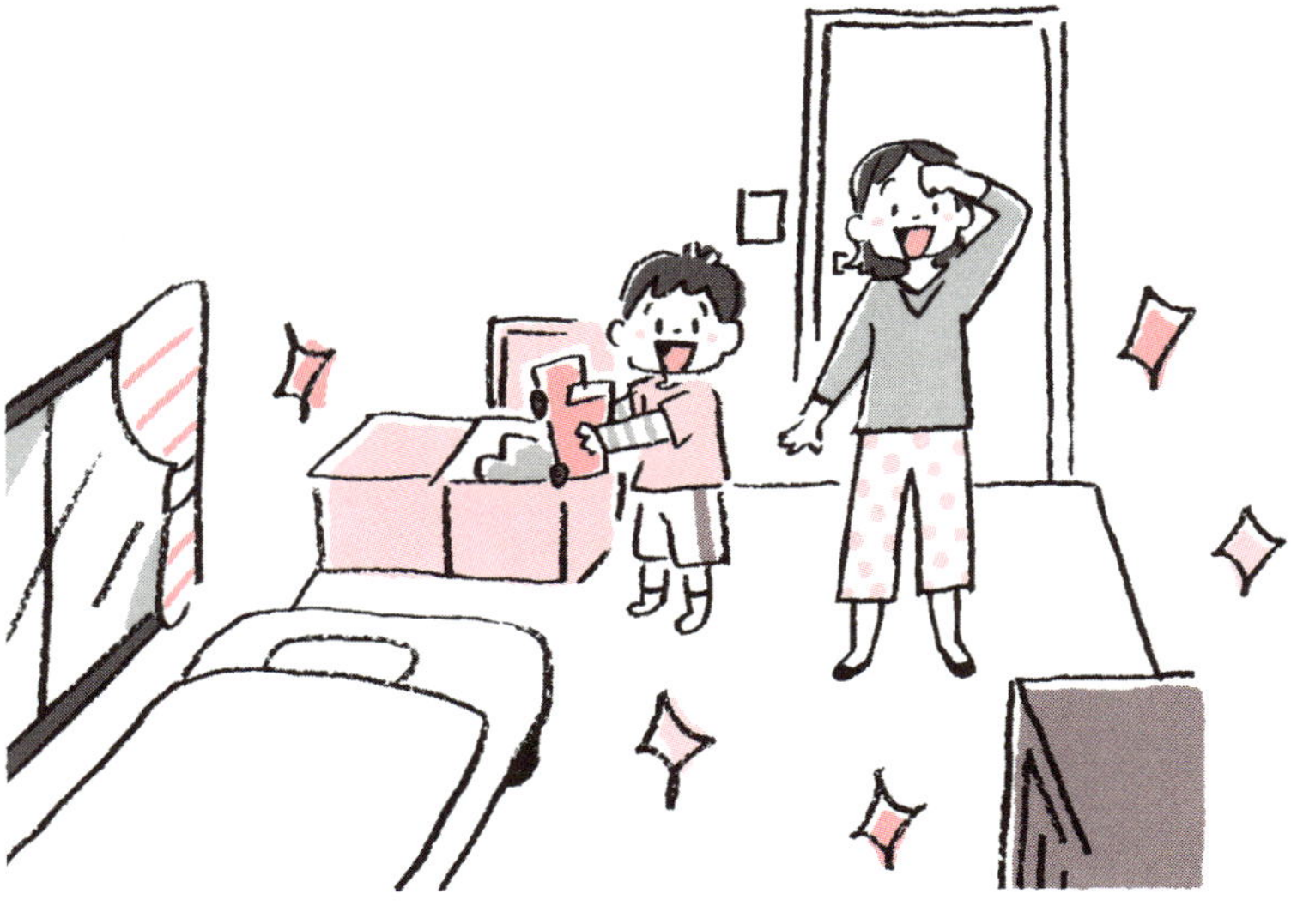

場面別サポート 片付け

片付けは最初に手伝い、合流させて、最後はまかせる

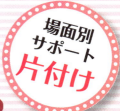

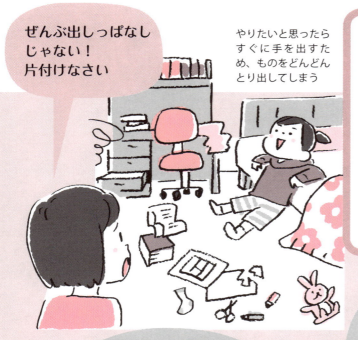

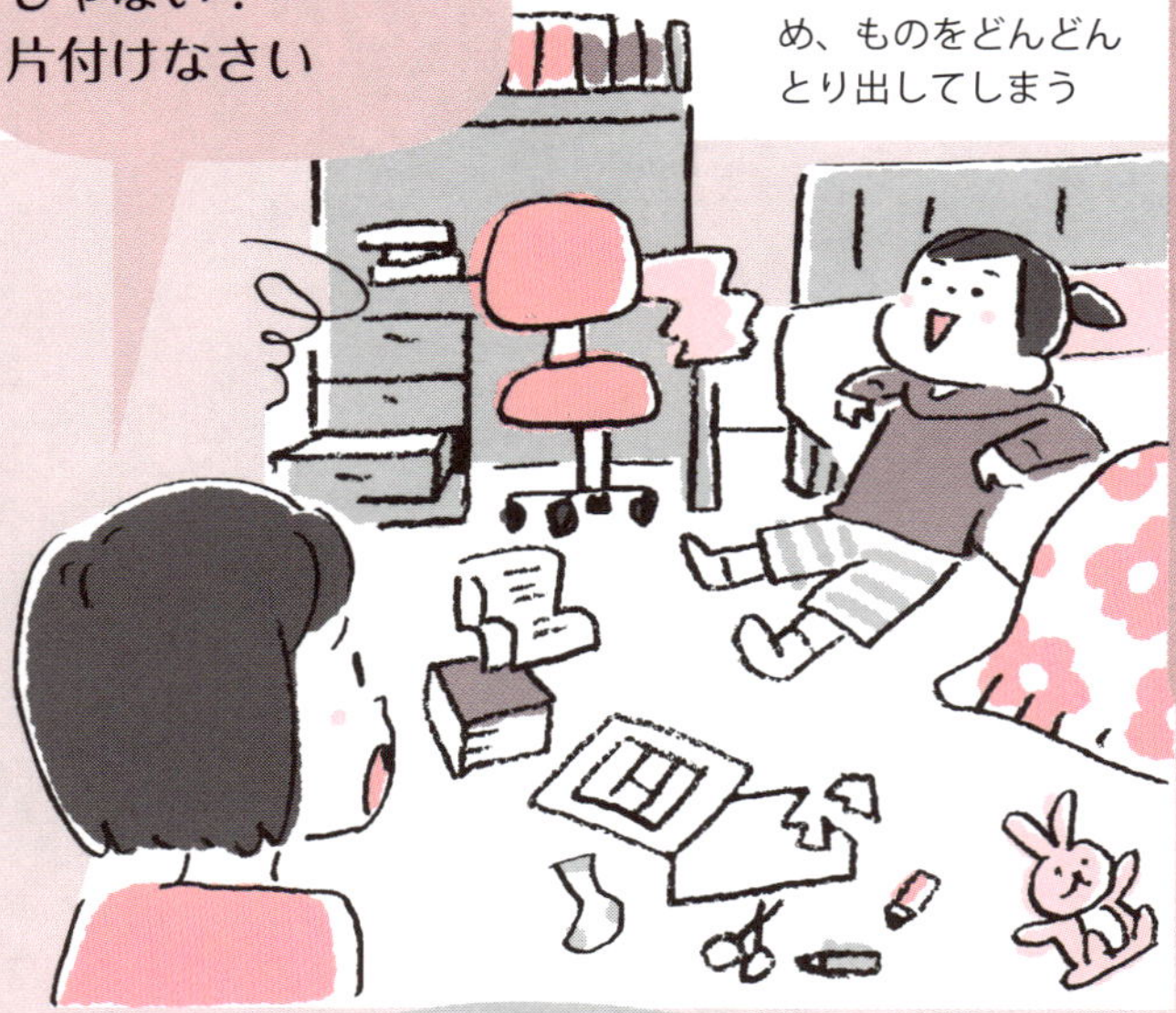
ぜんぶ出しっぱなしじゃない！
片付けなさい
やりたいと思ったらすぐに手を出すため、ものをどんどんとり出してしまう

こんな場面、ありませんか？

何度注意しても片付けない

ADHD の子の多くは、片付けが苦手です。基本的には大嫌いです。片付けたほうがよいということがわかっていても、なかなか着手できません。親にしてみれば、いつも散らかし放題で、注意しても言うことを聞かないという、困った状態になります。

なにもかも出しっぱなし

気の向くままにおもちゃや本などをとり出して遊んでいる。使い終わったものを片付けないので、床がみえなくなっていく

注意してもなにもしない

散らかってきたところで親が注意すると、いちおう返事はするが、片付けようとはしない。そのまま遊んでいる

よくある誤解

片付けを覚える気がない？

　いくら言っても片付けようとせず、片付けている最中にも遊んでしまう。そんな様子をみたら、真面目にやる気がないように思えるかもしれません。しかし多くの場合、本人は「片付けるのが大事」だとわかっていて、あとでやろうとは思っているのです。

最後には家族が片付けてくれると思っていて、話をまじめに聞いていない？

ふざけたり、注意に反発したりして、わざと部屋を散らかしている？

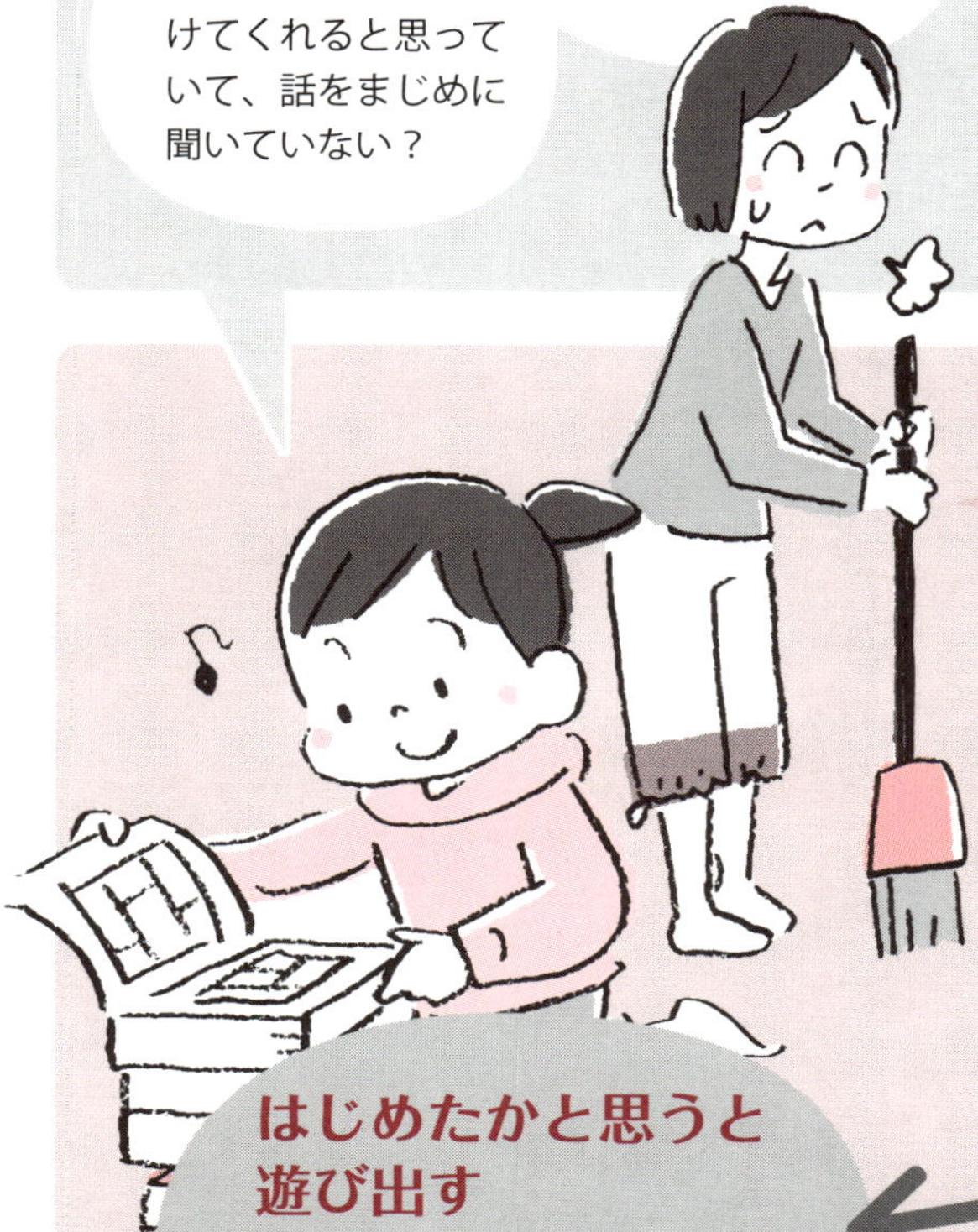

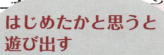

いま片付けはじめたところでしょ！

がんばって片付けようと思っていても、好きなものが目に入ると、気がそれてしまう。掃除中でもマンガを読みはじめたりする

言い続けると反発する

片付けないことを叱ったり、何度も注意をくり返したりしていると、「いまやるところ！」などと反発することもある

はじめたかと思うと遊び出す

延々と注意して、ようやく片付けはじめたかと思うと、目についたもので遊びはじめ、また散らかっていく

育て方のコツは次のページへ

片付けは最初に手伝う

何度か注意するくらいでは、片付けが苦手な子は動かない。「片付けよう」と声をかけたら、親が率先してものを整理しはじめて、手伝うとよい

育て方のコツ

片付けをやりきる経験を

注意して子どもが動きはじめるのを待つのではなく、親のほうから片付けをスタートしましょう。まず親が手を動かし、子どもが合流してきたら、いっしょに作業します。そして最後のひとつは子どもにまかせ、片付けをやりきるという経験を積ませましょう。

片付け

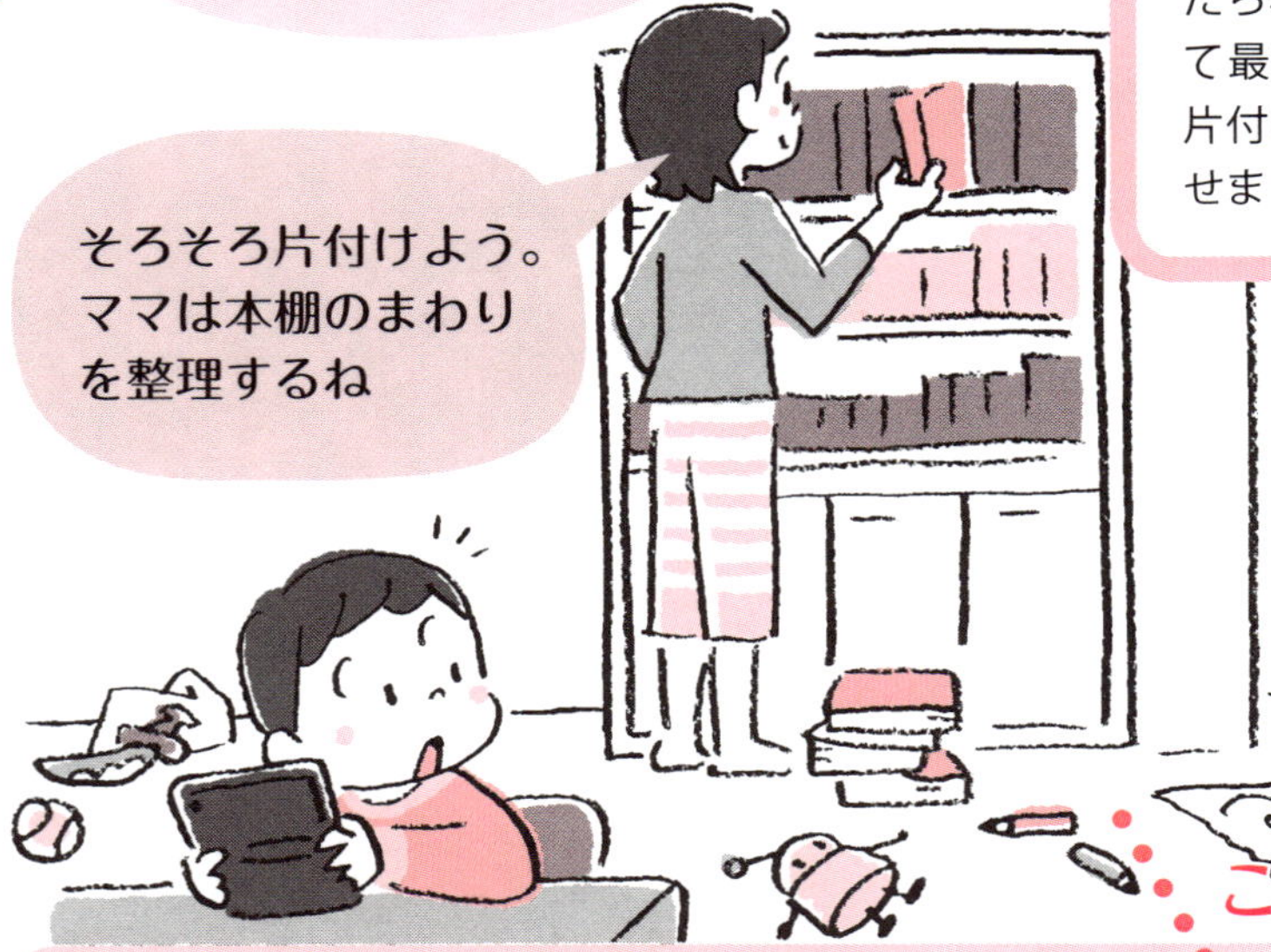
そろそろ片付けよう。ママは本棚のまわりを整理するね

親が本当に片付けはじめると、子どもは親が本気だということに気づいて、片付けに意識を向ける

こんなふうに考えよう！

最初から最後までは難しい

最初から最後まで子どもといっしょに片付けようとすると、幼い子の場合、途中で嫌になって投げ出してしまうことがあります。

そこで親が後始末をすると、子どもは、自分で最後までやらなくても親がやってくれるのだと考え、その後ますます片付けなくなっていく場合があります。

そうならないように、最初は手伝い、最後には子ども本人がやりきる形にするのです。

家族といっしょならできるという自信を育む

片付けが苦手な子でも、親に手伝ってもらって、最後までやりきる経験を積むと、「誰かといっしょにやれば、自分にも片付けができる」という自信がもてます。

人と関わりながら、苦手なことに対処するという形で、自信を育てていけるのです。

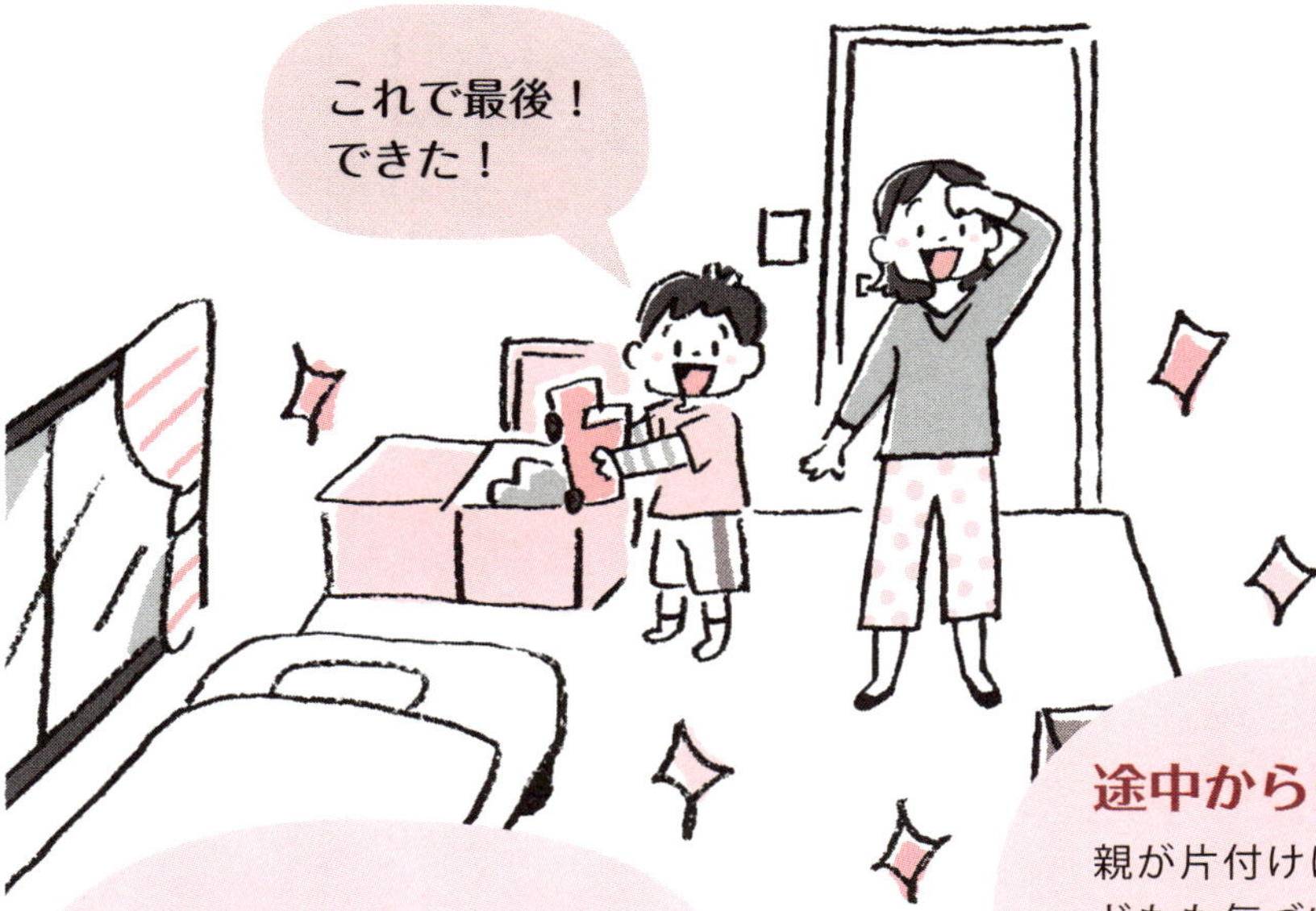

実際には親がほとんどのものを片付けたとしても、子どもは片付けを最後までやりきったという実感をもてる

途中からいっしょに

親が片付けはじめると、子どもも気づいて多少はやる気になる。子どもが動きはじめたら、途中からはいっしょに片付ける

最後は子どもが仕上げる

片付けが終盤までできたら、親は手を止め、最後のひとつは子どもに片付けてもらう。やりきったという爽快感を大切にする

さらにサポート

終わったあとの「お楽しみ」を

「片付けが終わったら、おやつを食べよう」というふうに、課題にとりくむためのモチベーションを示すのも、ひとつの方法です。ただし、ADHD の子は長期的なビジョンをもつのが苦手なので、何度か声をかけて、おやつのことを思い出させてあげてください。

おやつやテレビなど、本人の興味をひくものを具体的に示す

途中で声をかけて、終わったあとのことを思い出させる

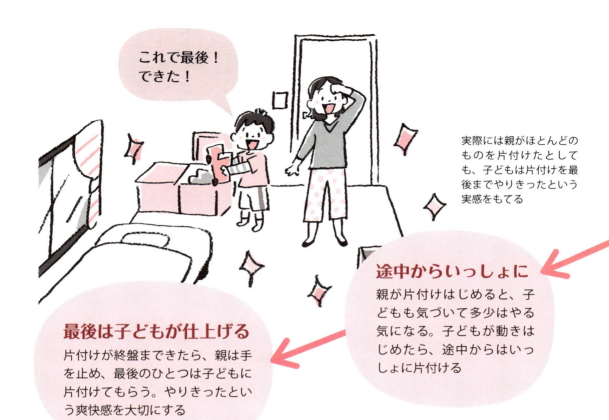

場面別
サポート
身だしなみ

衣服や持ち物の管理はサポートする

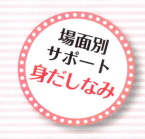

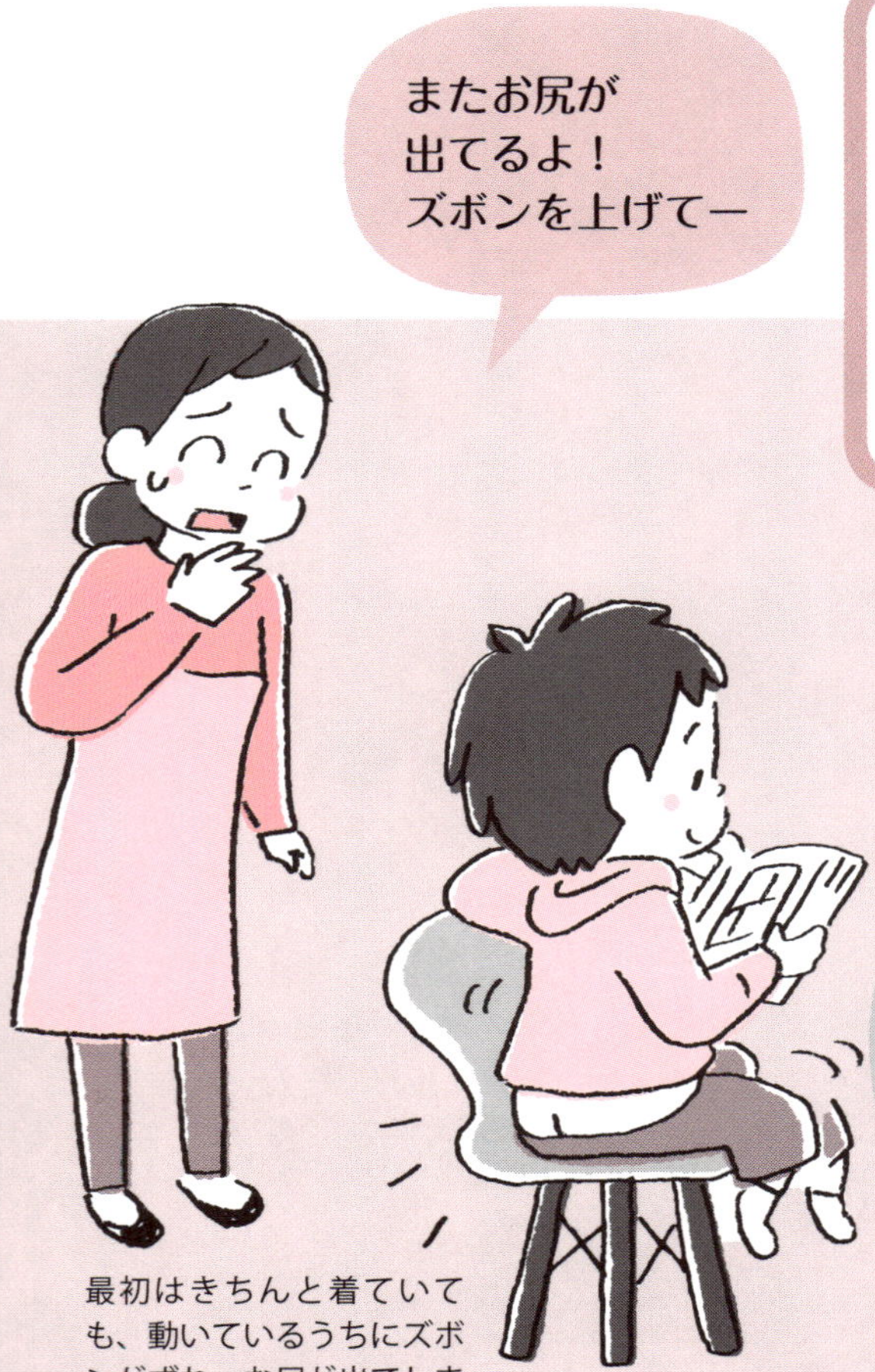

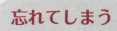

最初はきちんと着ていても、動いているうちにズボンがずれ、お尻が出てしまう。そこで直そうとしない

こんな場面、ありませんか？

服をきちんと着られない

ADHDの子は身だしなみに乱れや抜けがよくみられます。靴下をはき忘れたり、着ている服がずれて下着がはみ出したり。どの子にも多少は起こる問題ですが、それが極端に多く、注意してもなかなか直らないというのが特徴的です。

忘れてしまう

肌着や靴下のように、基本的には毎日身につけるものを、うっかりつけ忘れてしまう

うまく着られない

服がずれて下着やお尻がみえていても、あまり気にしない。服をうまく着こなせない

持ち物をなくす

ハンカチや帽子、上着などをもたせると、外出先でなくしてしまう。それが何度も続く

そろそろお尻をみせて座っているのはやめてほしい。自分で気づいてほしい

早くひとりで着替えや持ち物の管理ができるようにならないと、本人が困るのでは

よくある誤解

小学生なら、ひとりでできるのでは？

子どもが小学生になると、親は「そろそろ着替えはひとりでできるだろう」と考えがちです。子どもから質問されたときに「わかるでしょう」「自分でやりなさい」などと、本人の努力を求めてしまうケースもありますが、ADHDの子にはサポートが必要です。

なかなか身につかない

注意しても問題が改善しない。ひとりで服を選び、きちんと着て1日をすごすという基本的な習慣がなかなか身につかない

何回も同じことを聞いてくる

「靴下をはく」「ハンカチをもつ」というような、親にしてみれば当たり前のことを、毎日のように質問してくる

春や秋のように、気温の変化が大きく、日によって着るものが変わる季節になると、ひとりで服装を選べなくなる

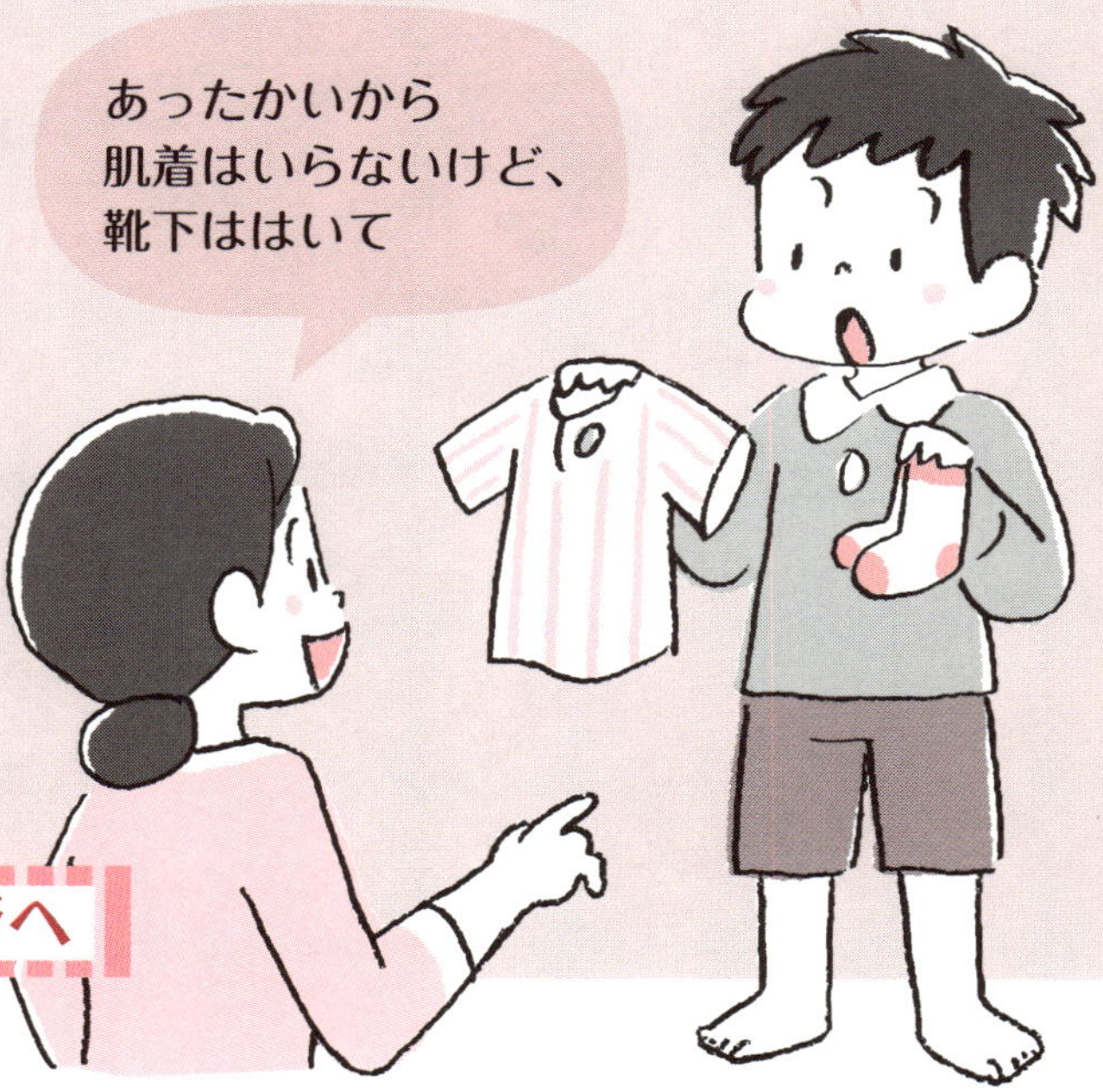
今日はこれって着たほうがいいの？
あったかいから肌着はいらないけど、靴下ははいて

育て方のコツは次のページへ

育て方のコツ

忘れることを前提にしてサポート

気が散りやすく、長期的な見通しを立てるのが苦手な子の場合、身だしなみをひとりで整えるのは難しいでしょう。忘れやすいことを前提にして、サポートしてください。使う道具を工夫し、最後には親もいっしょにチェックすると、ミスは減っていきます。

身だしなみ

道具を工夫する

子どもがいちいち気をつけなくてもミスや抜けが減るように、道具を工夫してサポートする。天気や気温をわかりやすく示したり、忘れやすい持ち物を書き出したりするとよい。簡単に着こなせる服も役に立つ

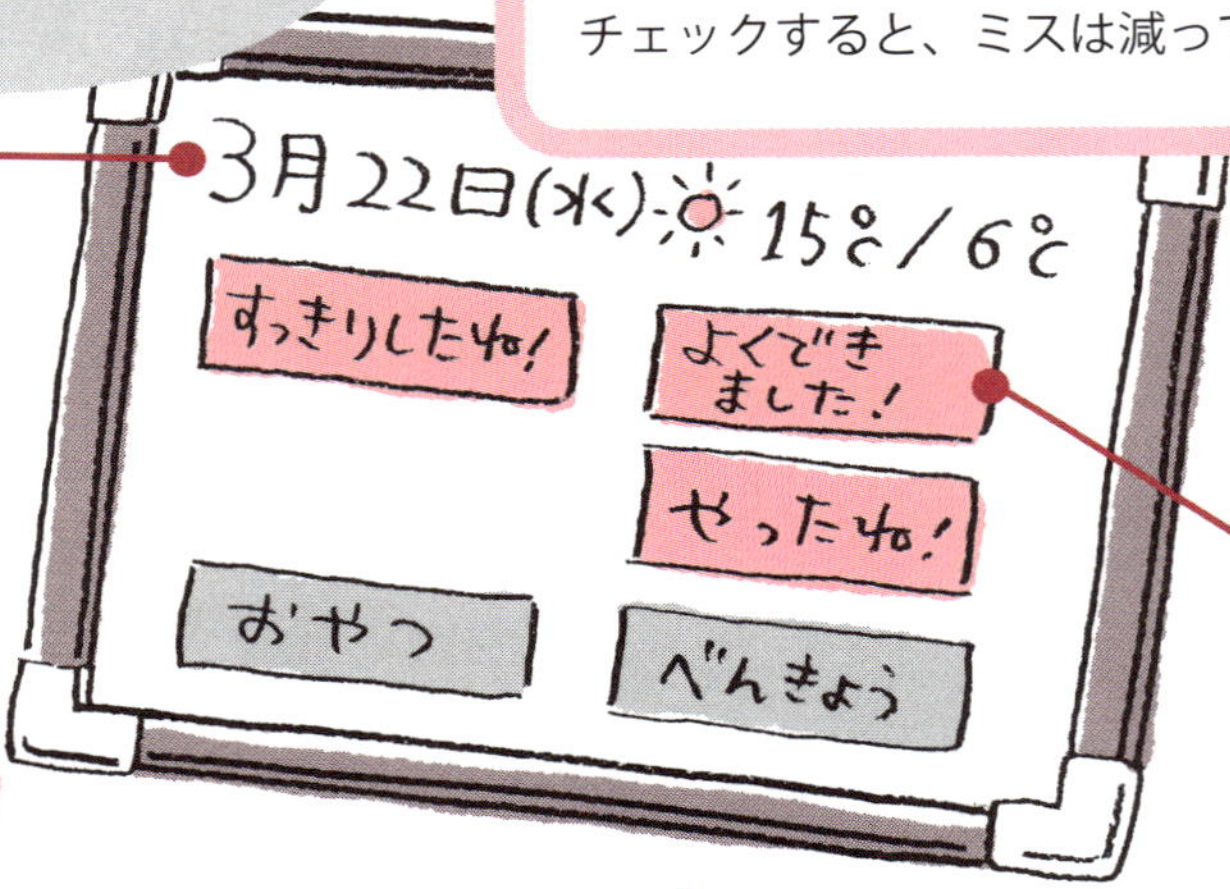

3月22日(水)
15℃/6℃
すっきりしたね!
よくできました!
やったね!
おやつ
べんきょう

小さなホワイトボードに毎日、天気や気温を書く。子どもが服装や持ち物を選ぶときの参考になる。習い事などの予定を書くのもよい

両面が使えるマグネットの表に日課、裏に「やったね!」などの言葉を書く。子どもは日課が済んだらそれを裏返す

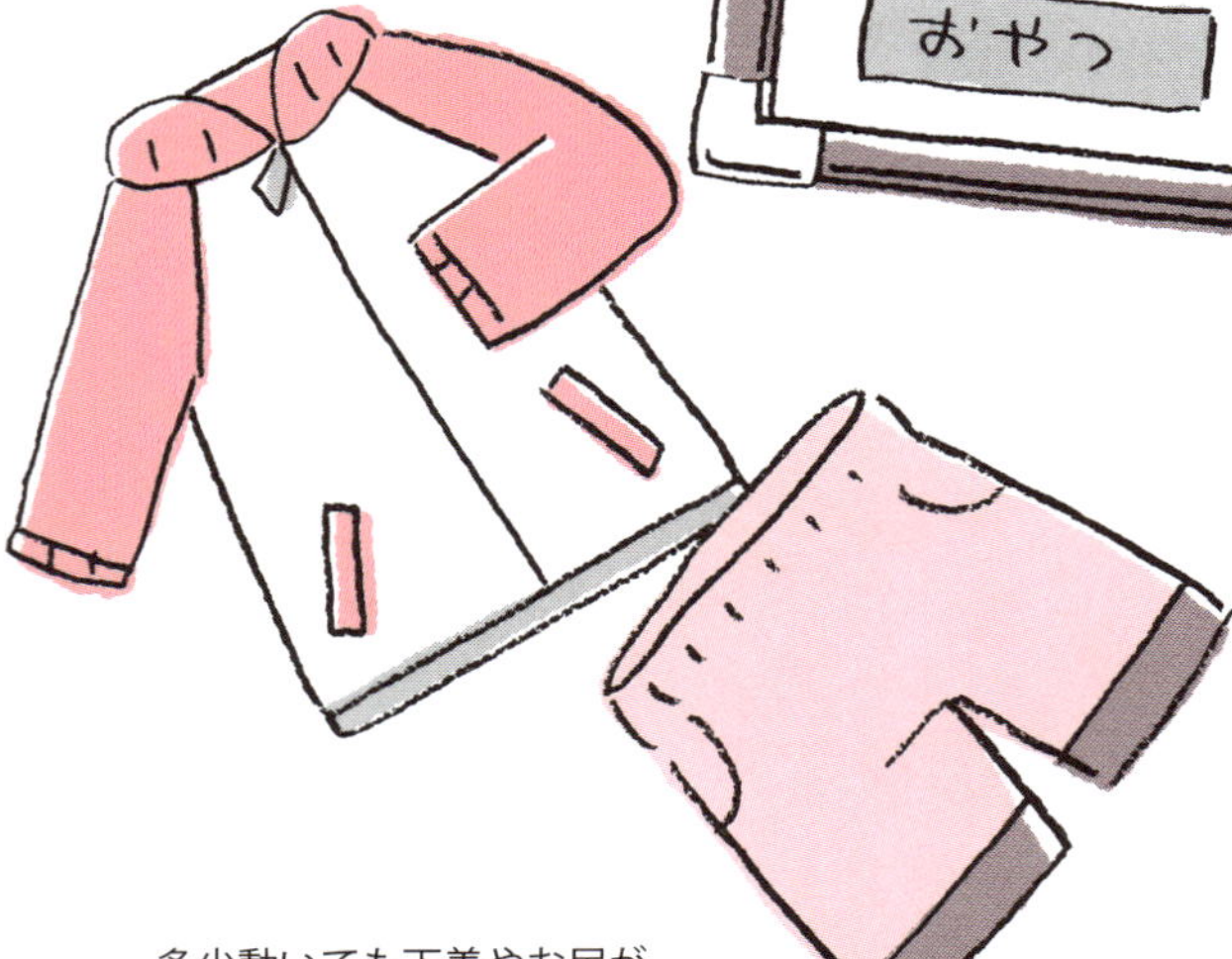

多少動いても下着やお尻がみえないように、丈の長い上着を用意する。ひもやボタンが少なく、着こなしやすい服を選ぶのもよい

こんなふうに考えよう!

年齢にとらわれずにフォローする

「もう小学生なんだから」と、一般論で目標を立てるのはやめましょう。発達障害の子には苦手なことがあるため、生活習慣の習得が基本的にゆっくりと進みます。

同じ質問を何回もされるかもしれませんが、何度でも同じように答えて、子どもに身だしなみをじっくりと教えていってください。

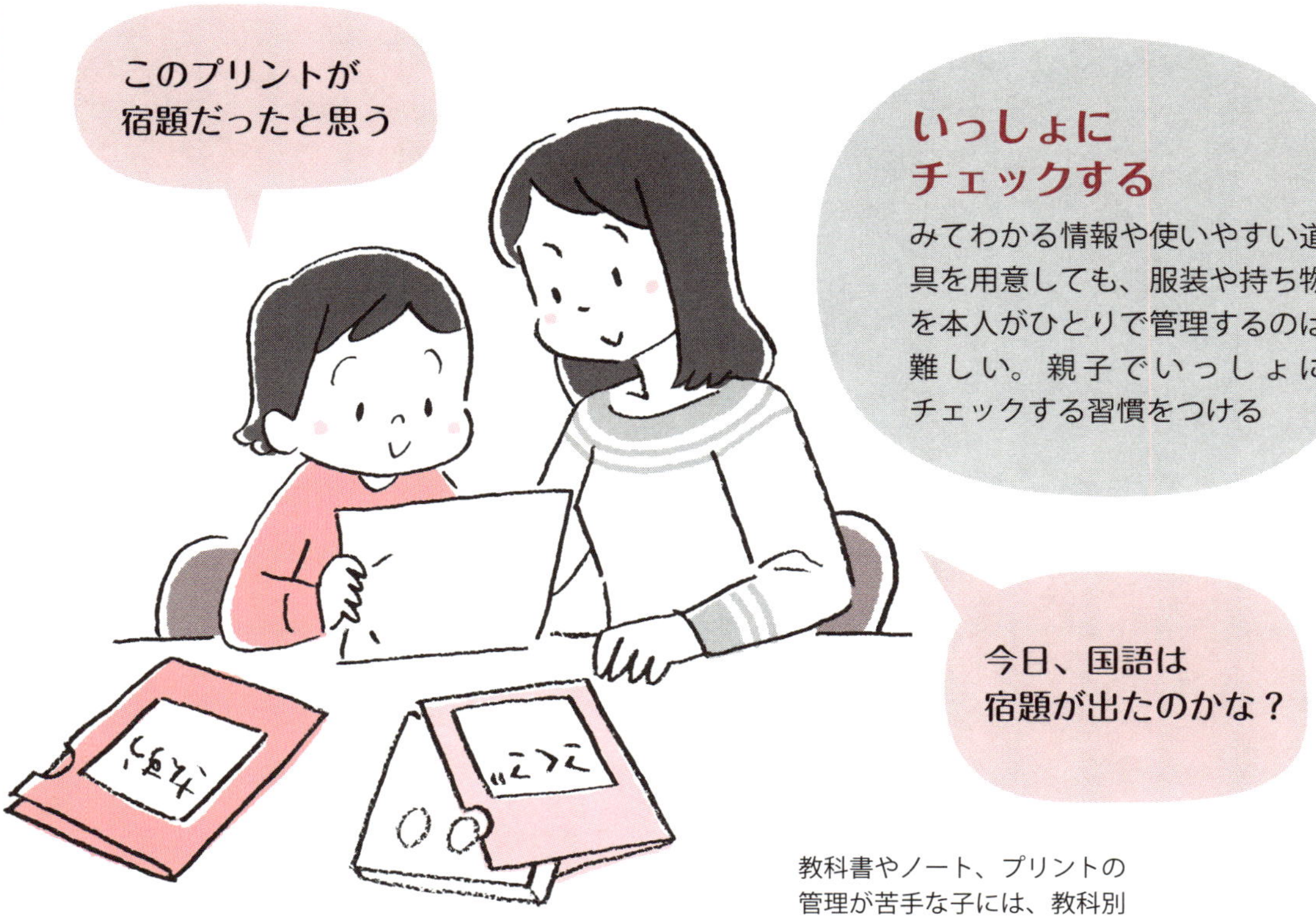
このプリントが
宿題だったと思う
今日、国語は
宿題が出たのかな？

いっしょにチェックする

みてわかる情報や使いやすい道具を用意しても、服装や持ち物を本人がひとりで管理するのは難しい。親子でいっしょにチェックする習慣をつける

教科書やノート、プリントの管理が苦手な子には、教科別に整理できるクリアケースを用意する。そして帰宅時に親子で確認し、ミスを減らす

さらにサポート！

100円グッズを使って提案

子どもが自分で道具を工夫するのは難しいので、親がマグネットなどの支援グッズを用意しましょう。ただし、工夫がその子の好みに合わない場合もあります。100円ショップなどで安価に手に入るものを使い、いろいろと試してみてください。

管理のたすけになりそうなアイデアを親が考え、試しに提案してみる

子どもが興味を示さないときやあきたときには、興味や年齢に合わせてアレンジする

注意が切り替わる瞬間に声をかける

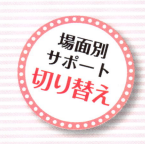

場面別サポート
切り替え

こんな場面、ありませんか？

声をかけても切り替わらない

外出や食事などの時間が近くなったことを伝えても、子どもがなかなか活動を切り替えられません。声をかけても、タイマーをかけて鳴らしても反応なし。テレビやゲームを無理やり終わらせないと、次の用事に移れないのです。

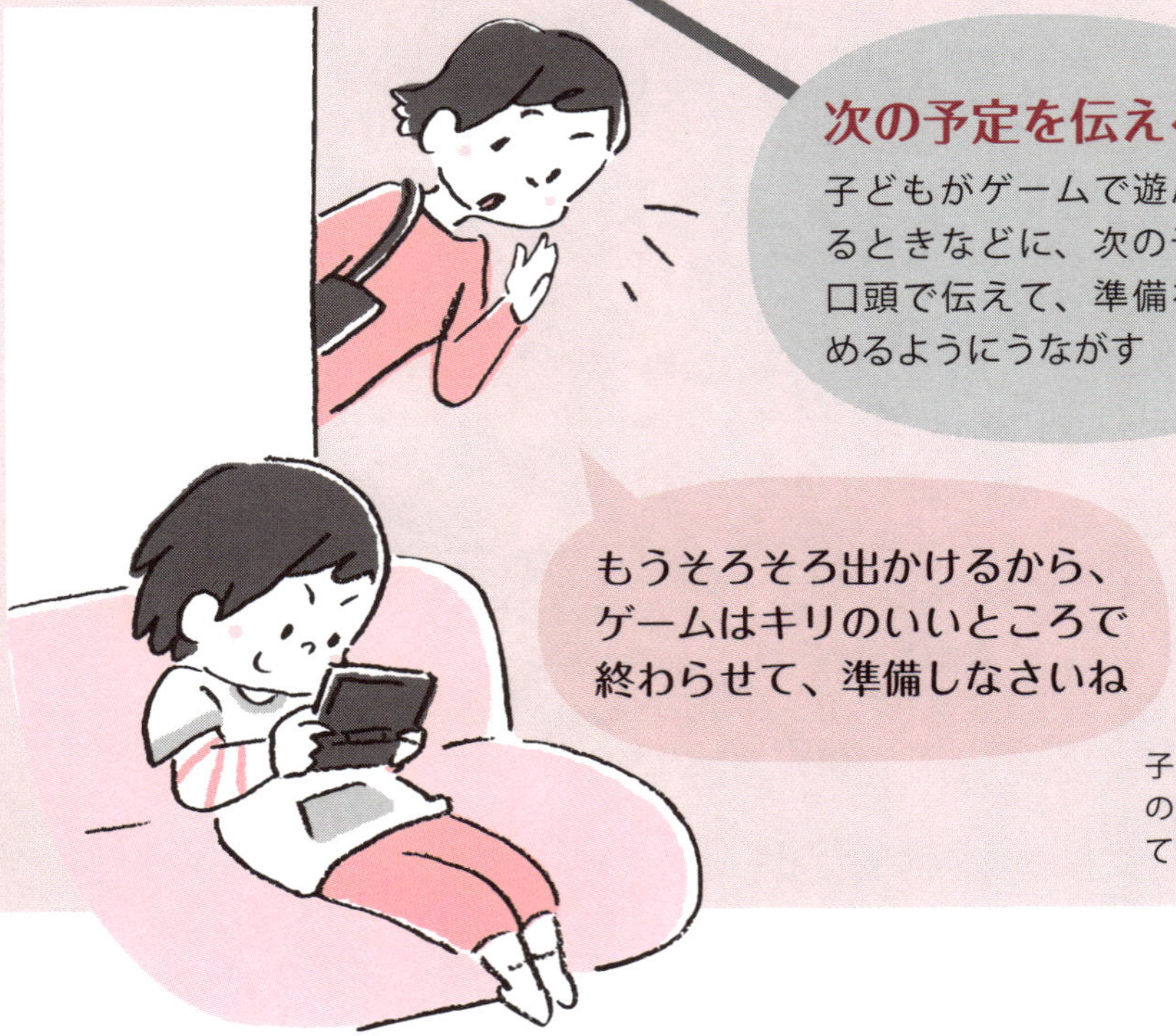
もうそろそろ出かけるから、ゲームはキリのいいところで終わらせて、準備しなさいね

子どもに声をかけて、準備のための時間を十分にとっているつもりなのだが

次の予定を伝える

子どもがゲームで遊んでいるときなどに、次の予定を口頭で伝えて、準備をはじめるようにうながす

切り替えるのを待つ

次の予定の時間を伝えたり、タイマーをかけたりしたうえで、子どもが活動を切り替えるのを待つ

子どもは最初に声をかけたときとまったく同じ姿勢でゲーム中。切り替えがあまりにも苦手で、あきれてしまう

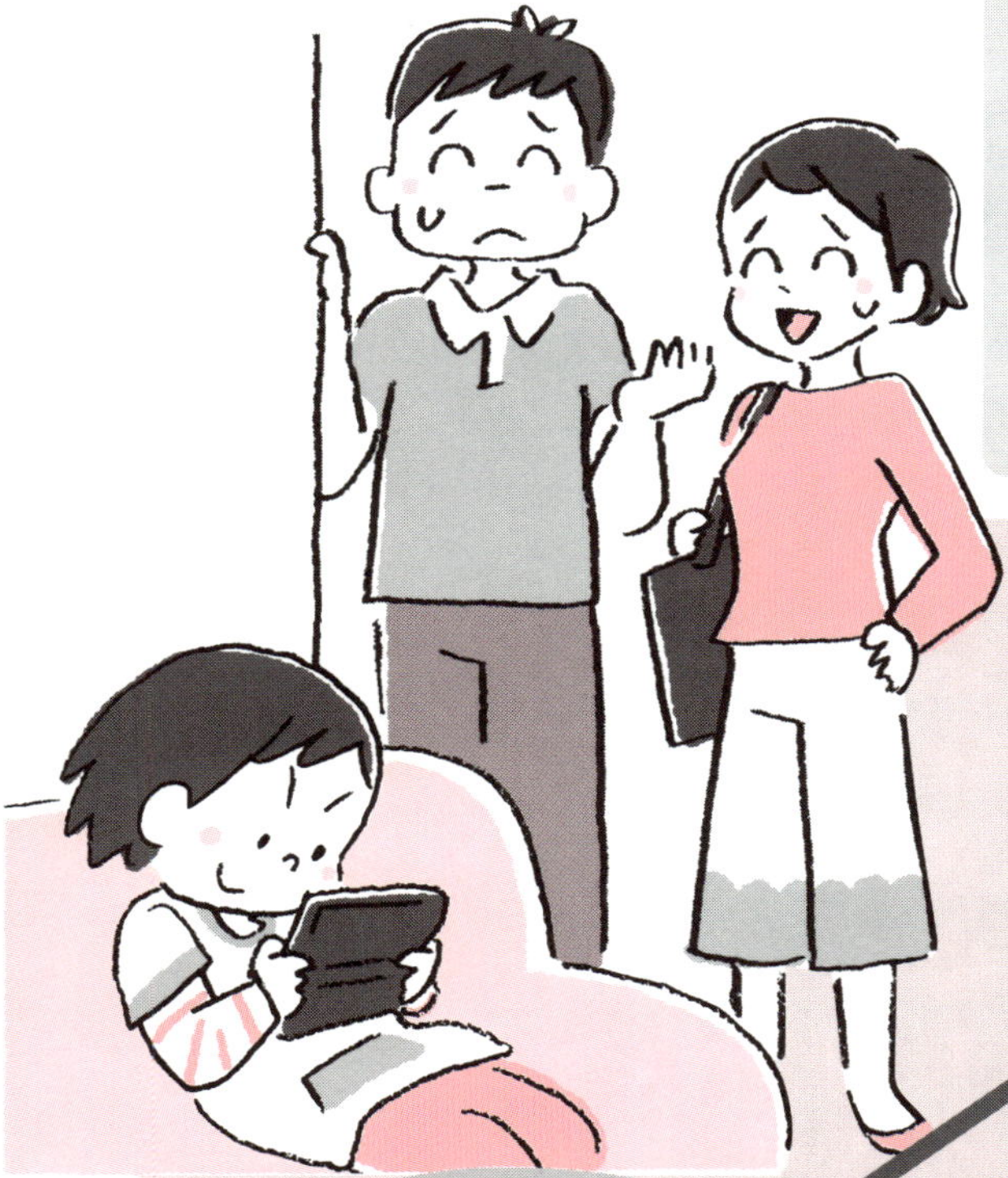

よくある誤解

話が聞こえても、無視している？

声をかけても子どもが遊んでいると、無視されたと感じるかもしれません。しかし多くの場合、子どもは話は聞いていて、あとで切り替えようと思っています。それが遅れるだけです。無視しているわけではありません。

まったく切り替わらない

時間がきてもタイマーが鳴っても、子どもの活動がまったく切り替わっていない。すべてスルーされている

無理やり切り替える

最終的には親がまた声をかけ、テレビやゲームをとにかく終わらせて、次の用事へ。子どもと言い合いになることもある

ＡＳＤの特性が並存している場合も

ＡＤＨＤの子は気が散りやすく、次の予定にタイミングよく意識を向けることが苦手です。ゲームを終わらせても別のことが気になって、切り替えが遅れます。

気が散るのではなく、ゲームに集中しすぎて切り替えられない場合には、「興味がせまく、こだわりが強い」というＡＳＤの特性が並存している可能性があります。その場合、視覚的な情報（79ページ参照）がより重要になります。

育て方のコツは次のページへ

テレビに夢中な子でも、番組が終わったりCMになったりして、注意が切り替わる瞬間がある

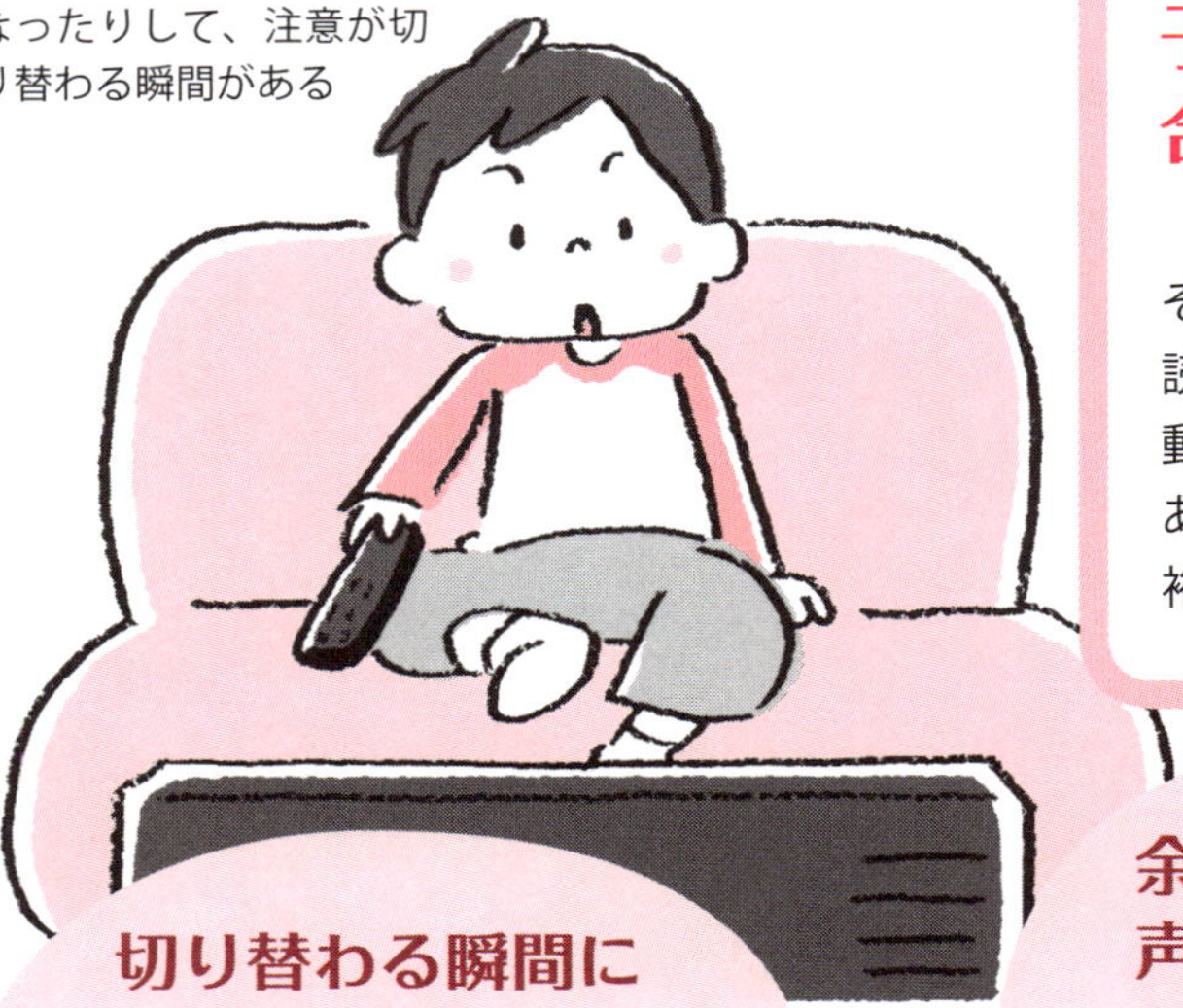

育て方のコツ

子どものタイミングに合わせて動く

子どもに切り替えを求めるのではなく、その子が切り替えられるタイミングを親が読みとれるようになりましょう。どんな活動にも、子どもの注意が切り替わる瞬間があります。その瞬間を逃さないように、余裕をもって声をかけるのがポイントです。

切り替え

余裕をもって声をかける

活動の切り替えには時間がかかるものと考え、余裕をもって声をかけるようにする。その時点で子どもが反応しなくてもかまわない

切り替わる瞬間にもう一度

声をかけてからしばらく、子どもの様子を見守る。そして子どもの注意が切り替わる瞬間がきたら、すかさず声をかける

こんなふうに考えよう！

親の都合で動いていないか？

親が自分の動きやすいように予定を組み、自分の言いやすいタイミングで子どもに声をかけていると、その子は余裕をもって切り替えることができません。

大人は急な外出にも対応できるかもしれませんが、子ども、とくにＡＤＨＤの子には、それは簡単ではありません。子どものタイミングに合わせましょう。

あえて待つことも、ときには必要

余裕をもって声をかけても、子どもの注意がなかなか切り替わらないときがあります。そこで無理に切り替えさせると、子どもが嫌な思いをしたり、無力感をもったりすることもあります。

多少遅れても問題がないときには、少し待って、タイミングよく切り替えるようにしましょう。

子どもが注意を切り替えやすいタイミングで、動作を使って目につくようにはたらきかける

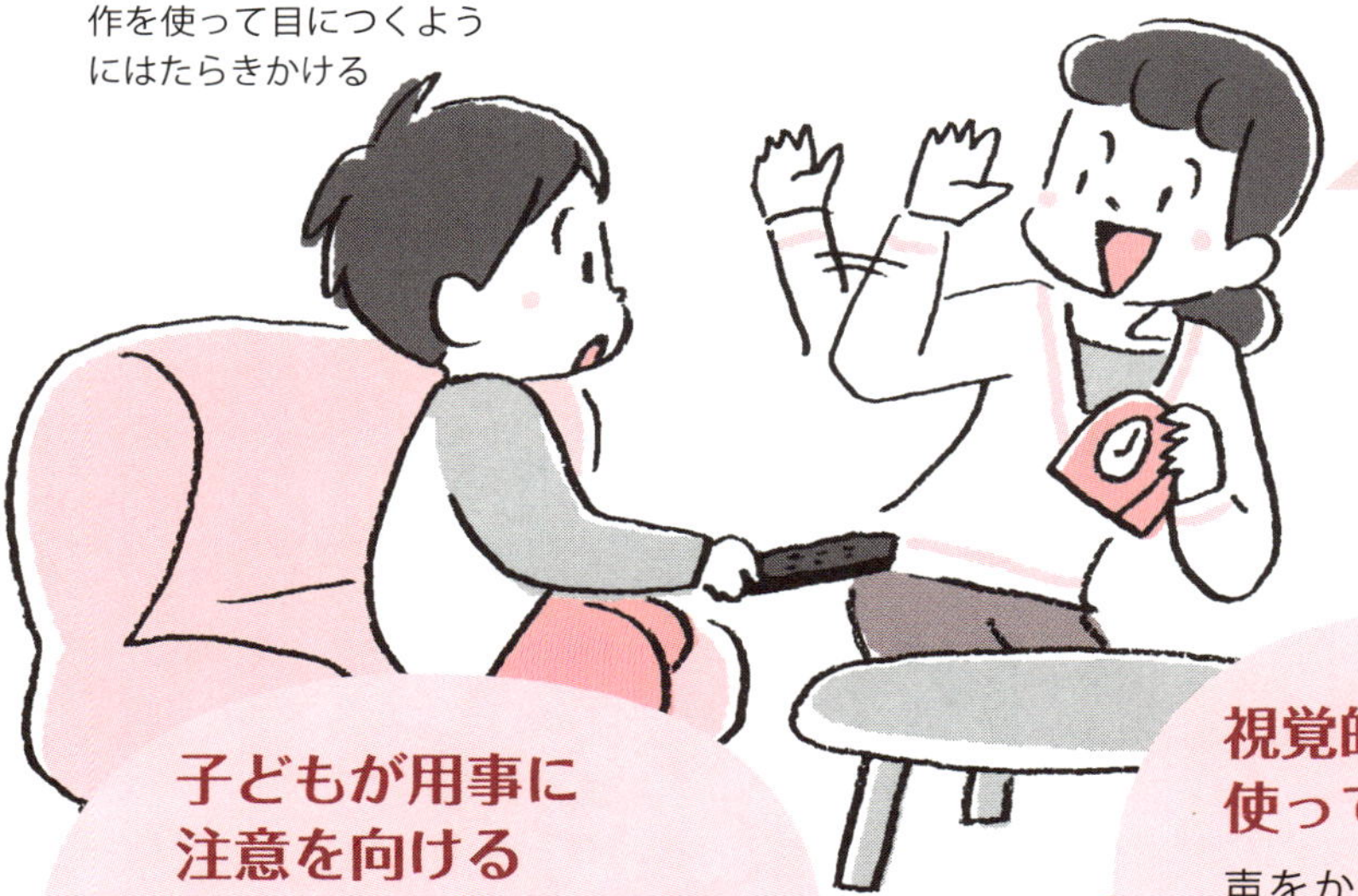
はーい、そろそろ
時間だよ。
キリのいいところ
までみたし、
準備をはじめよう

子どもが用事に注意を向ける

親子で言い合いになったり、子どもに無理をさせたりすることなく、次の用事に子どもの注意を切り替えることができる

視覚的な情報も使って

声をかけただけでは反応がないときには、手を振ったり時計をみせたりして、視覚的な情報も使う

さらにサポート

本当に急ぐのか、考えてみる

　たとえば食事の準備をして子どもに声をかけたとき、すぐに反応してもらえないと、いらだつこともあるでしょう。しかし、食べ物が多少さめたとしても、食べられないわけではありません。そのくらいの意識で、子どもの切り替えを待つのもひとつの考えです。

いつも前もって活動できるとはかぎらない。それを基準にはしない

時間に間に合わないのは声をかけるのが遅いからかもしれない。声かけのタイミングを見直す

当面は親がタイムキーパーとなり、サポートする

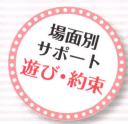

場面別サポート
遊び・約束

こんな場面、ありませんか？

友達との約束にしょっちゅう遅刻している

　約束の時間に遅れてしまい、友達とうまく遊べないことがあります。少しだけ遅れる子もいれば、大幅に遅れる子もいます。どちらも時間を意識しているのですが、見通しを立てて計画的に行動することが、うまくできていません。

パターンA

本人は間に合うつもり

本人は「約束の5分前に家を出れば間に合う」などと思っていて、間に合うつもりで行動している

↓

見通しがずれていく

しかしテレビを長くみてしまったり、持ち物の準備に手間どったりして、結局遅刻することが多い

ほとんど毎回遅刻するので、友達には「遊びにくい子」という印象をもたれてしまっている

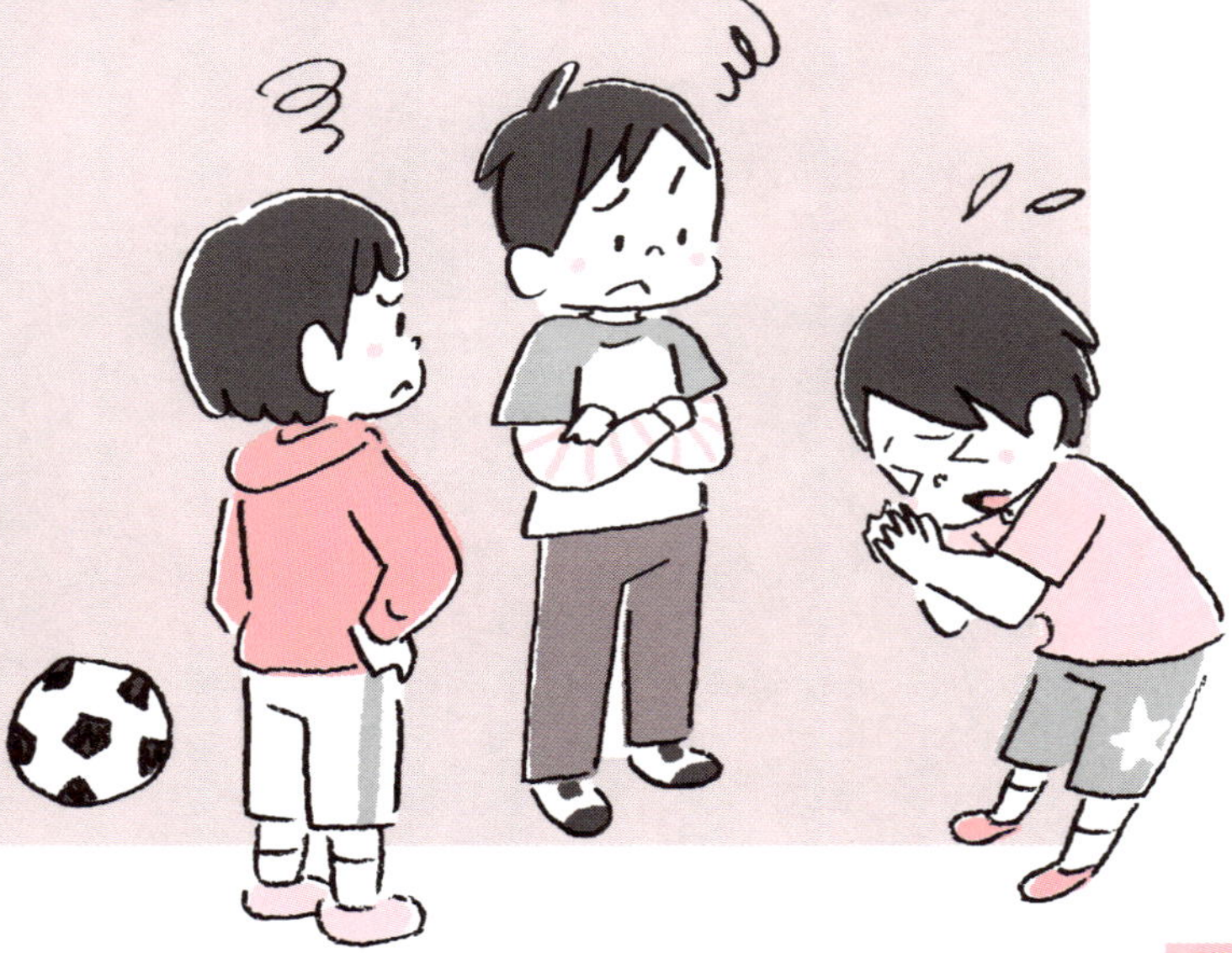

そもそも約束を守ろうという気持ちが弱いのでは？

約束の時間よりも自分のペースを優先しているようで、将来が心配

よくある誤解

時間にルーズでだらしない？

友達が待っているのに、準備に手間どったり、別のことをはじめたりする様子をみると、時間にルーズでだらしない子だと感じるかもしれません。結果はその通りですが、本人は時間を守ろうとしています。

パターンB

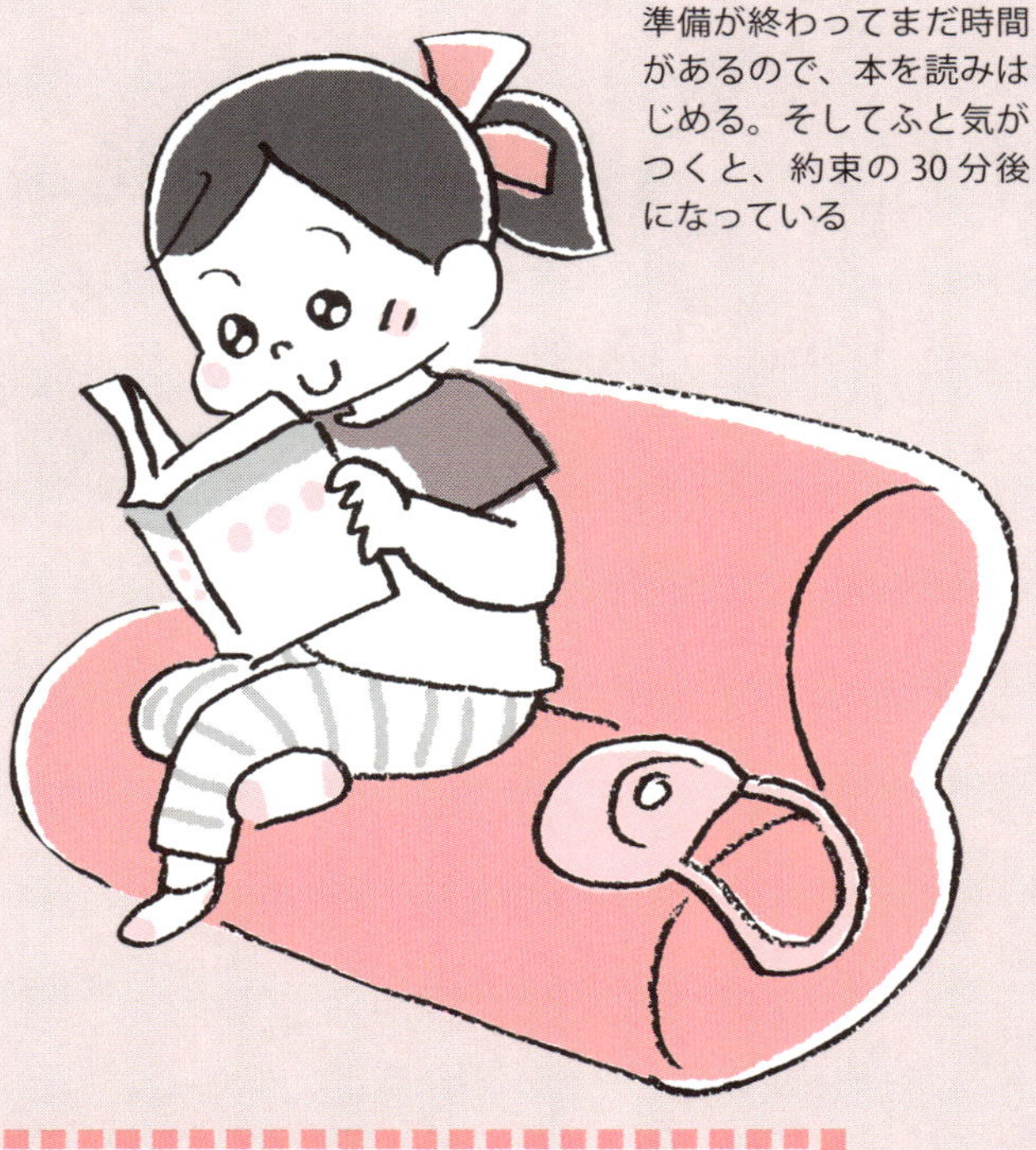

準備が終わってまだ時間があるので、本を読みはじめる。そしてふと気がつくと、約束の30分後になっている

少し前から準備している

本人が、約束した時間の少し前から準備をはじめ、余裕をもって出かけられるように心がけている

↓

あいた時間にほかのことをする

しかし準備が終わって時間的な余裕ができると、その間にほかの用事にとりかかってしまい、結局遅刻する

育て方のコツは次のページへ

育て方のコツ

親がかなりサポートする

ADHDの子は先の見通しを立てて行動し、予定通りに進めることが、そもそも得意ではありません。努力不足で時間にルーズなのではなく、もともと苦手で、努力や工夫だけでは対処しきれないところがあるのです。親が積極的にサポートしたほうがよいでしょう。

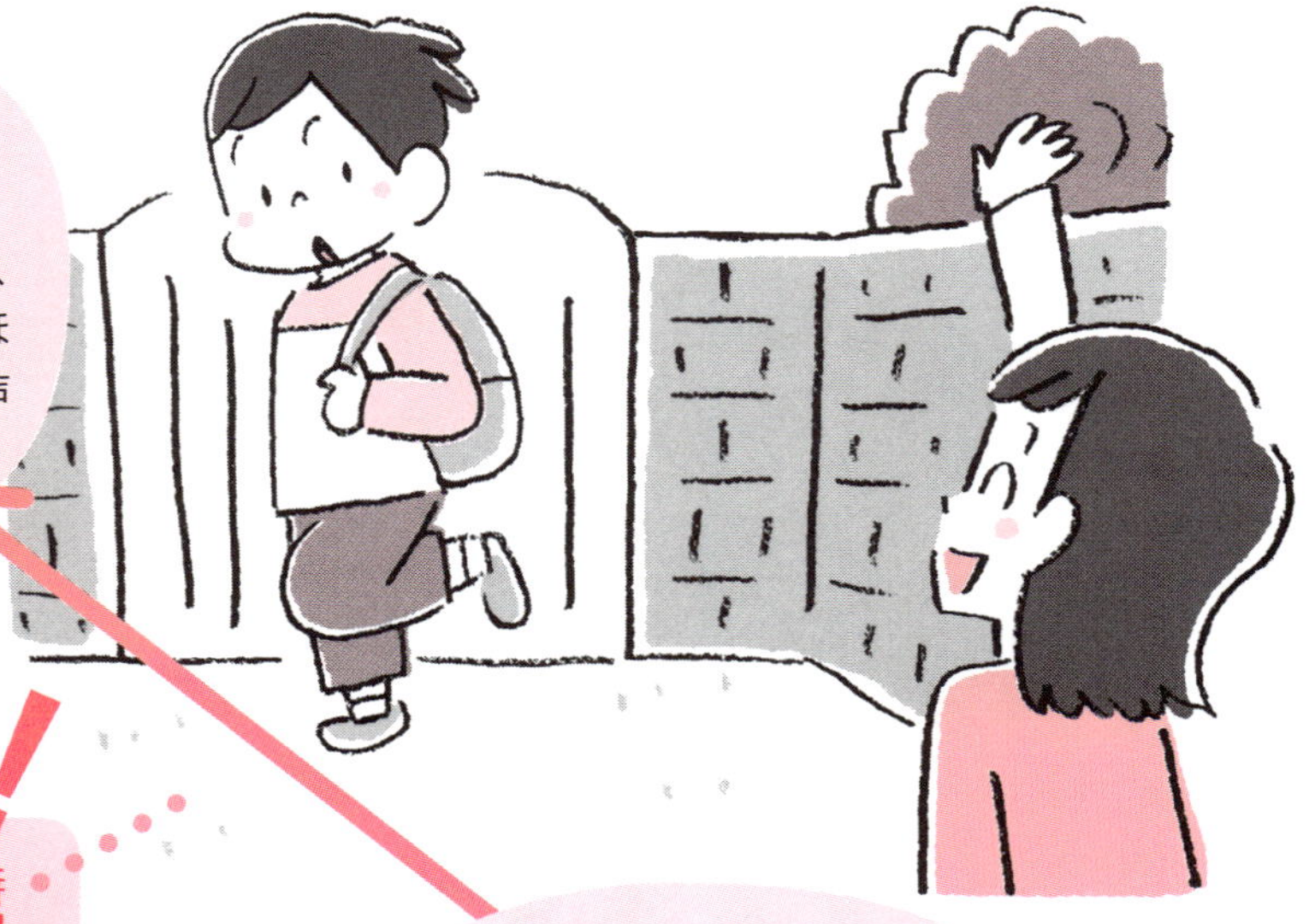

とにかく予定の時間に家を出られるように、親がついてサポートするとよい。時間通りに送り出すことが目標に

15分前からいっしょに

外出する時間の15分ほど前には、子どものそばにいく。子どもがほかの用事をはじめないように、声をかけて準備をうながす

親がタイムキーパーに

子どもがひとりで約束を守るのは、とくに幼いうちは難しい。親がタイムキーパーとしてサポートしたほうがよい

こんなふうに考えよう！

時間を守る気はある

ADHDの子は約束を守らなくてもよいと思って、いい加減に行動しているわけではありません。まずそれを理解してください。

そして、気が散りやすいために、予定していた行動からずれていくのだという特徴を理解し、タイムキーパーとして、そのずれを補っていきましょう。

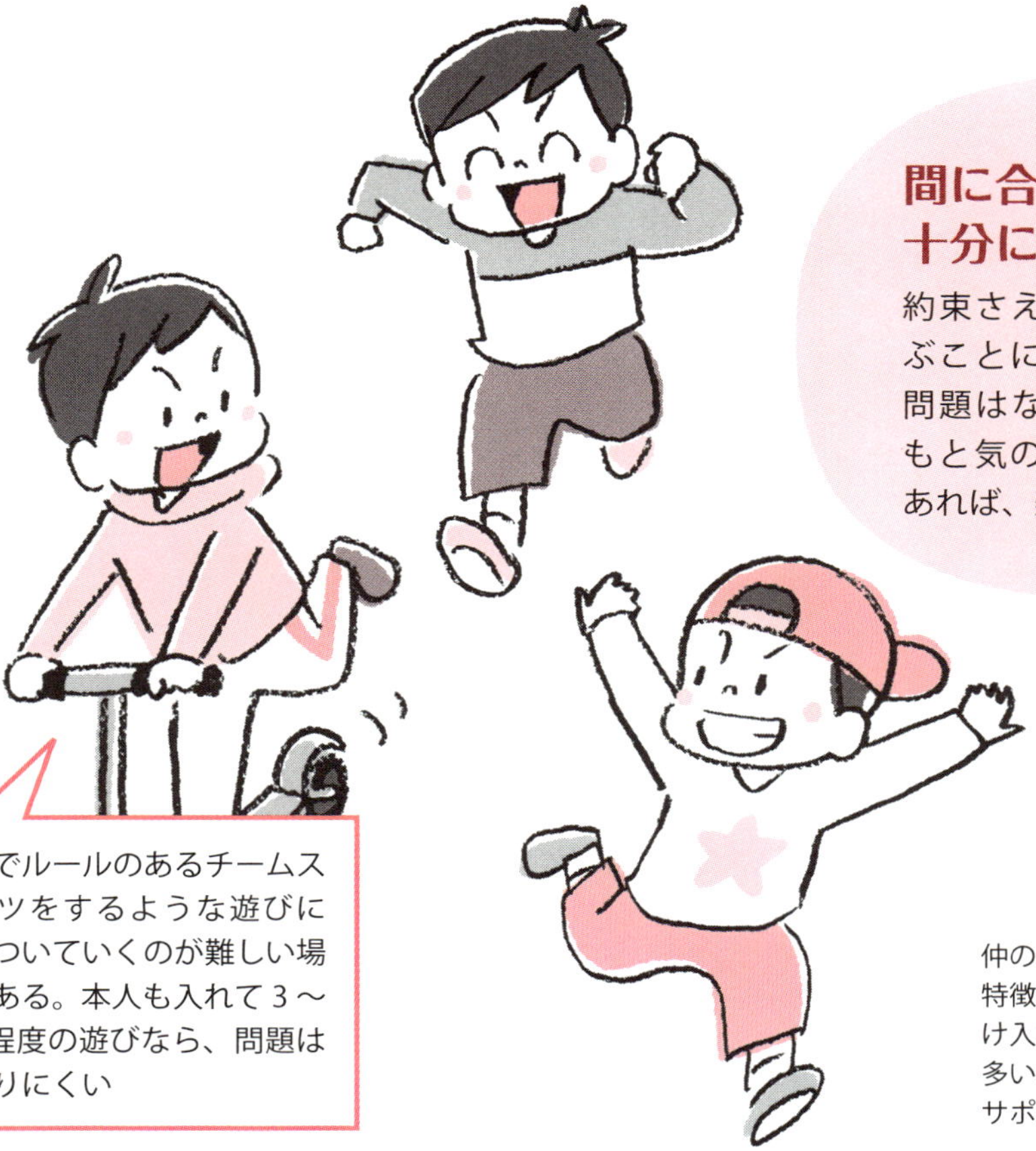

間に合えば十分に遊べる

約束さえ守れば、友達と遊ぶことにはそれほど大きな問題はない。とくに、もともと気の合う仲間どうしであれば、楽しく遊べる

大勢でルールのあるチームスポーツをするような遊びには、ついていくのが難しい場合もある。本人も入れて3～4人程度の遊びなら、問題は起こりにくい

仲のよい友達なら、本人の特徴をある程度理解し、受け入れてくれている場合も多い。約束を守れるようにサポートしたい

さらにサポート

気にしすぎないこともポイントに

　時間を重視し、予定通りの行動を強く求めすぎると、それができなかったときに子どもがショックを受けてしまう場合があります。親はサポート役として、子どもをさりげなく支えてください。時間を気にするそぶりは、あまりみせないほうがよいでしょう。

親は時間や予定をあまり気にしすぎない。さりげなくサポートする

「約束に間に合ったか」と確認したり、その結果を評価したりしない

立ち歩きも姿勢の悪さも大目にみる

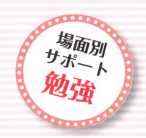

場面別サポート
勉強

こんな場面、ありませんか？

勉強していると、すぐ気が散る

　家庭で宿題やテストの勉強をするときに、集中して最後までやりとげることができず、立ち歩いたり、しゃべったりしてしまいます。気が散りやすく、ほかのことをやりながら勉強を進めるため、時間がかかります。

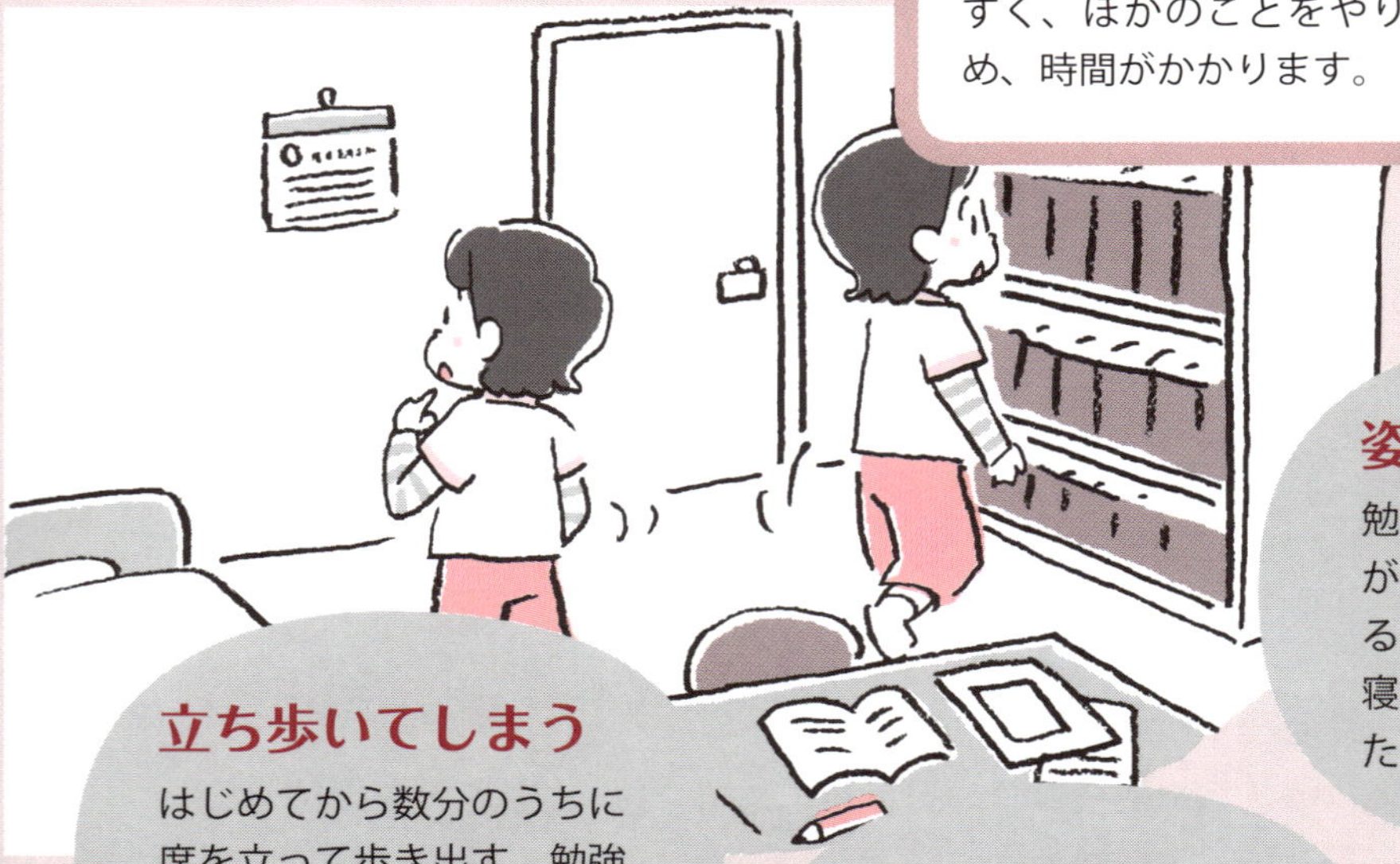

じっくり座って勉強に集中することができず、フラフラと立ち歩きはじめる

立ち歩いてしまう

はじめてから数分のうちに席を立って歩き出す。勉強とは関係のなさそうな本をみたり、ほかの部屋にいったりして、また席に戻る

落ち着きがない

勉強中に手や足をバタバタと動かしたり、上半身を揺らしたりして、落ち着きがない

姿勢が悪くなる

勉強をはじめると、背すじが曲がっていき、机にふせるような状態になったり、寝転がるような姿勢になったりする

背すじが曲がったり、手足を動かしたりしていると、だらしなくみえる

立ち歩いたりおしゃべりをしたりすることは、禁止したほうがよいのでは？

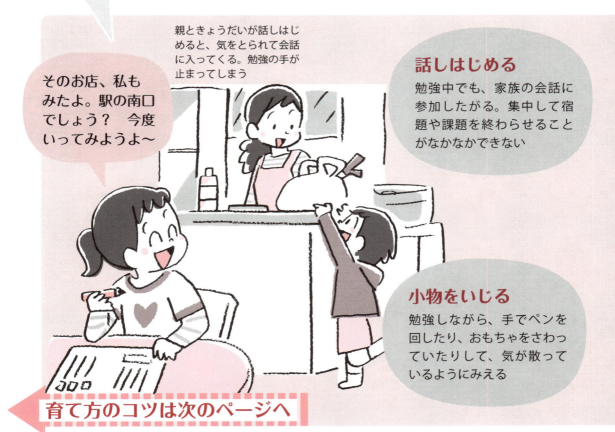

よくある誤解

勉強をする気がない？

　姿勢をくずしておしゃべりをしていたら、まじめに勉強をする気がないように感じられるかもしれません。しかしそれがADHDの子の学習スタイルです。結果として勉強が進んでいればよしとしましょう。

親ときょうだいが話しはじめると、気をとられて会話に入ってくる。勉強の手が止まってしまう

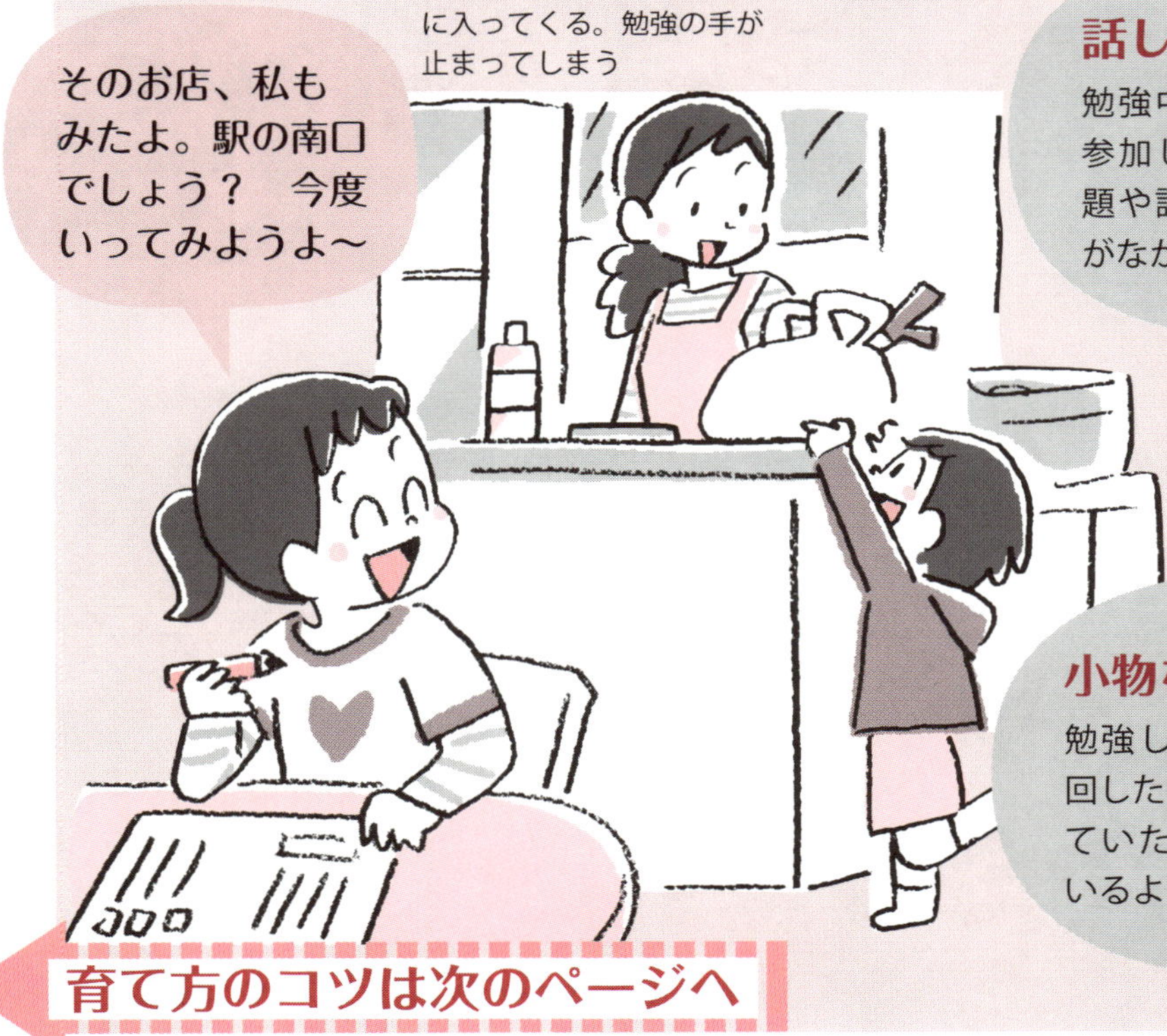
そのお店、私もみたよ。駅の南口でしょう？　今度いってみようよ～

話しはじめる

勉強中でも、家族の会話に参加したがる。集中して宿題や課題を終わらせることがなかなかできない

小物をいじる

勉強しながら、手でペンを回したり、おもちゃをさわっていたりして、気が散っているようにみえる

育て方のコツは次のページへ

勉強の目的を考える

親が、勉強の目的をあらためて考える。勉強するのは、内容を学ぶため。姿勢を正すことや座っていることは本来の目的ではない

育て方のコツ

結果オーライと考えて待つ

　立ち歩いていても、しゃべっていても、本人に勉強する気があって、気が済んだら勉強に戻るという態度がみられれば、問題ありません。経過はどうあれ、結果としては、学ぶべきことを学んでいけるはずです。

勉強

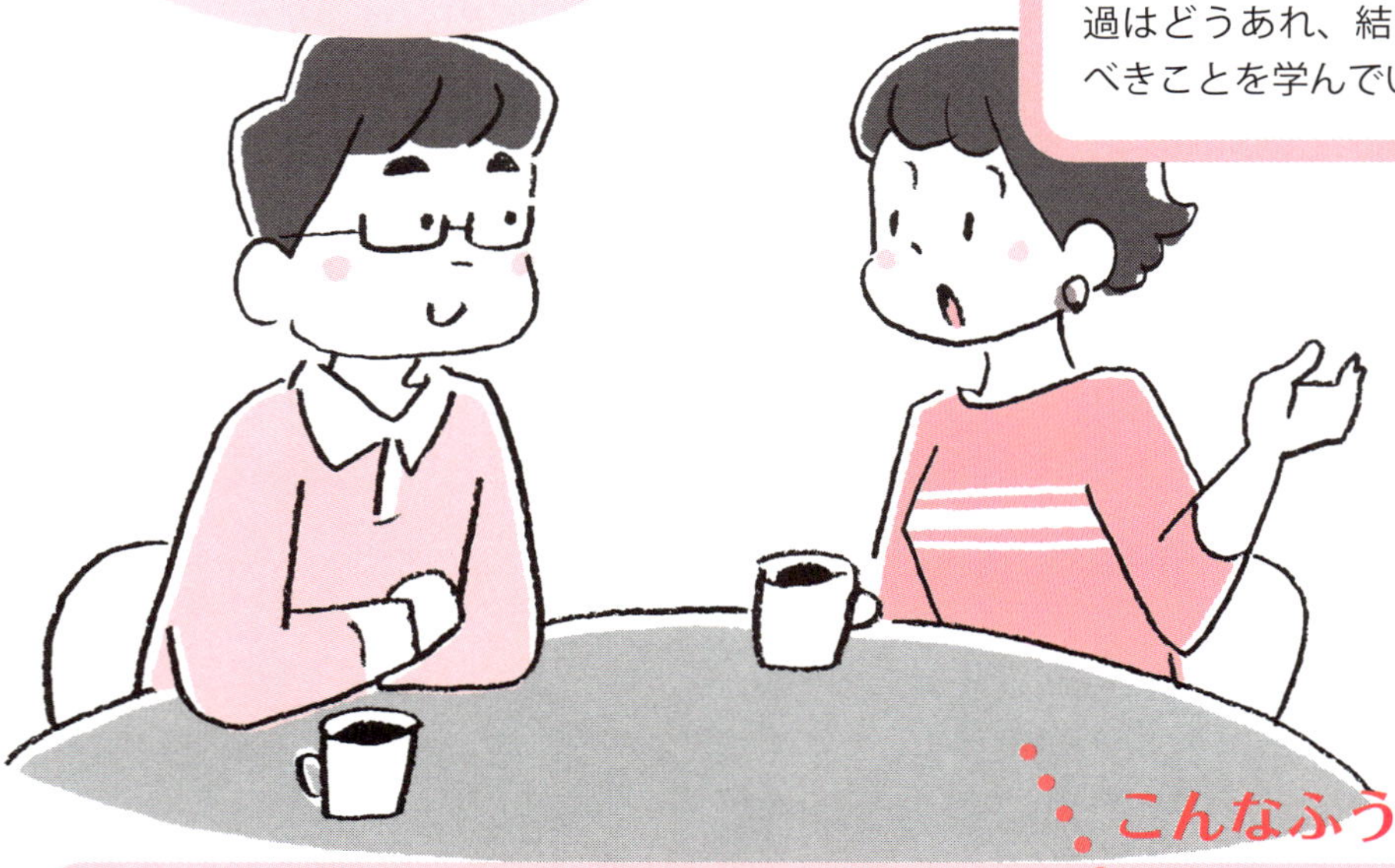

家族で勉強の目的について話し合い、共通理解をもっておきたい。そうすれば子どもに一貫した対応がとれる

こんなふうに考えよう！

立ち歩くのは集中しているから

　ADHDの子は姿勢を正すことや、黙って座っていることが苦手です。その苦手なことにとりくもうとすると、ほかのことには集中できません。背すじを伸ばして座っているときには、それが目標になっていて、勉強には集中できていない可能性が高いのです。

　背すじが曲がったり立ち歩いたりしているときは、むしろ勉強に意識が向いていると思ってもよいくらいです。彼らの学習スタイルは、そのように特徴的です。

人の話を聞くことにも当てはまる

　勉強と姿勢や立ち歩きとの関係は、人の話を聞くことにも同じように当てはまります。ADHDの子は、人の話を聞くことに集中すると、姿勢がくずれたり、手足が動いたりすることがあります。

　姿勢を正して座っていないからといって、彼らの態度をふまじめだと決めつけてはいけません。

気になることがあれば立ち歩いたりもするが、気が済めば勉強に集中し、終わらせることができる

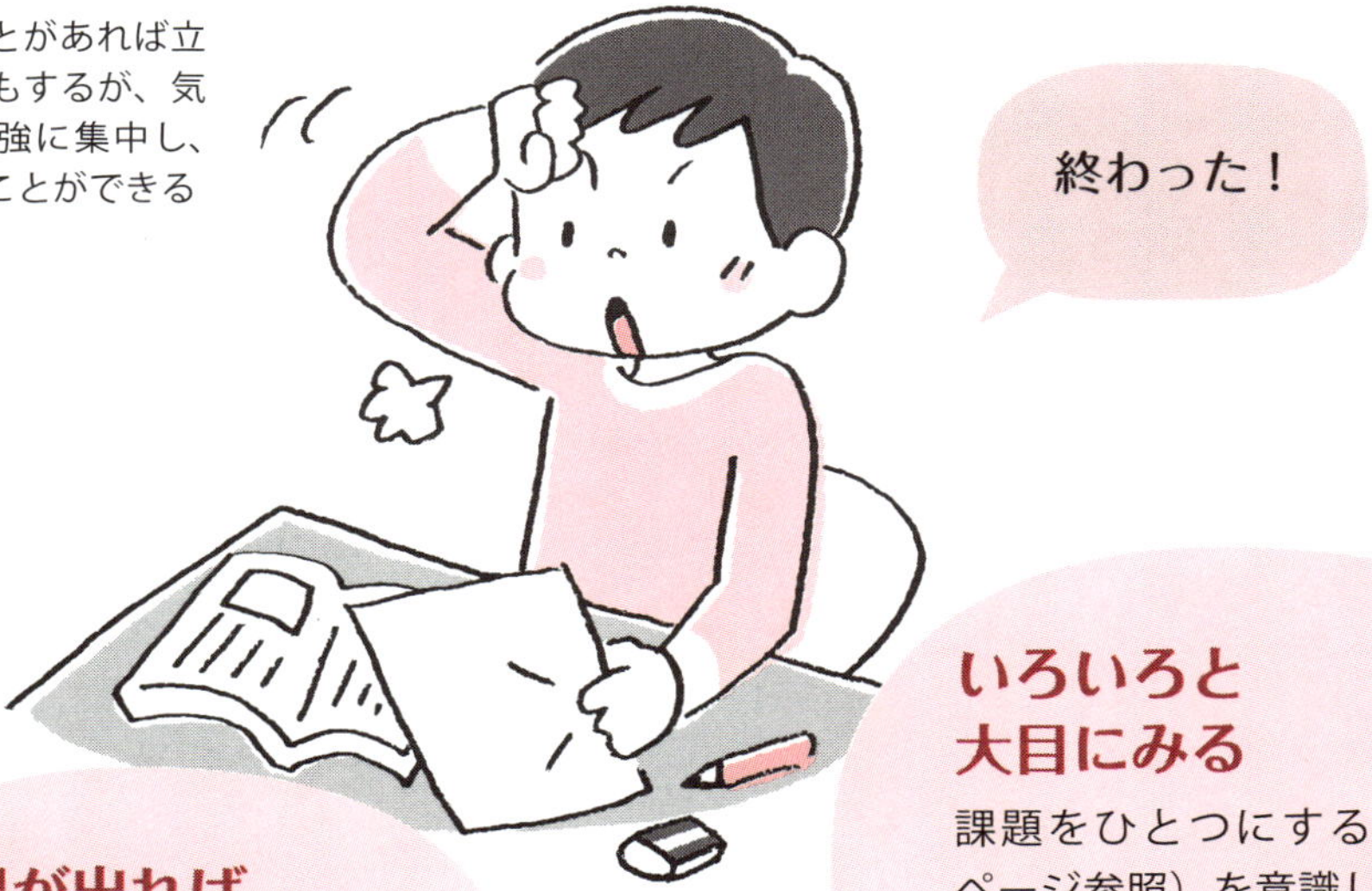

いろいろと大目にみる

課題をひとつにすること（56ページ参照）を意識して、学習すること以外は気にしないようにする。子どもがおしゃべりをしても、いちいち注意しない

結果が出ればよしとする

おしゃべりをして中断する時間帯があっても、最終的に勉強が進み、子どもが自分で設定した目標を達成できればOK

さらにサポート！

ときには手伝ってもかまわない

学校の宿題のなかには、同じ漢字を大量に書きとるというような、儀式的な内容のものがあります。コツコツ作業するのが不得意な子にとっては、苦行になります。そのような宿題は手伝ったり、調整をお願いしたりしてもよいでしょう。

学校の先生にADHDへの理解があれば、宿題の量の調整を相談する

子どもが漢字の書き方や意味をすでに学べているなら、書きとりは家族が手伝う

親が手伝ってもよいので、最後に間に合うようにする

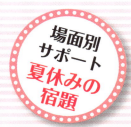

場面別サポート
夏休みの宿題

こんな場面、ありませんか？

夏休みの宿題がギリギリに

　夏休みの宿題を、計画的に進めることができません。しめ切りが迫ってくるまで放置して、最後にまとめて片付けることになってしまいます。結局ひとりではやりきれず、家族に手伝ってもらって、無理やり終わらせます。

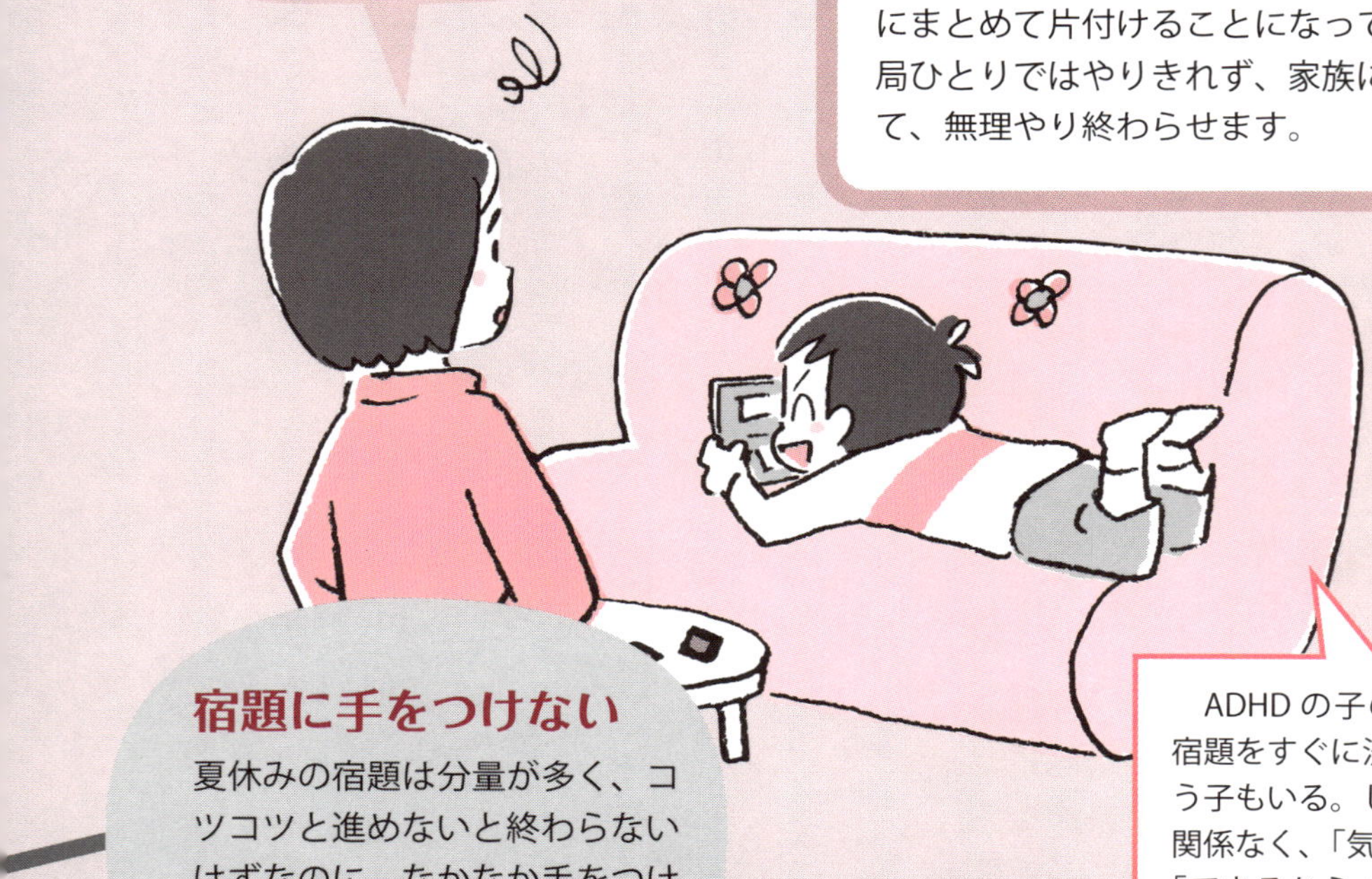
少しは手をつけたほうがいいんじゃない？大丈夫なの？

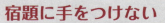

宿題に手をつけない

夏休みの宿題は分量が多く、コツコツと進めないと終わらないはずなのに、なかなか手をつけない。親が声をかけても、夏休みの前半は遊んでいる

夏休みの前半は、親もまだそれほど危機感をもっていない。子どものペースにまかせている

　ADHD の子のなかには、宿題をすぐに済ませてしまう子もいる。しめ切りとは関係なく、「気になるから」「できるから」という理由で、手をつけはじめる。勉強に苦手意識がない子に、ときおりみられる。

よくある誤解

一度失敗すればわかるはず？

一度大きな失敗をすれば、翌年から少しは計画的になるだろうと親は考えがちですが、そうでもありません。ADHD の子は長期的な見通しを立てることが苦手です。行動パターンはなかなか変わりません。

これだけ大きな騒ぎになれば、さすがに本人も反省するはず

手伝うのは今回だけ。来年は自分の力で計画的に進めてほしい

毎年、最後の数日はてんやわんやの大騒ぎ。親もきょうだいも巻きこまれて、夜遅くまで宿題にとりくむことに

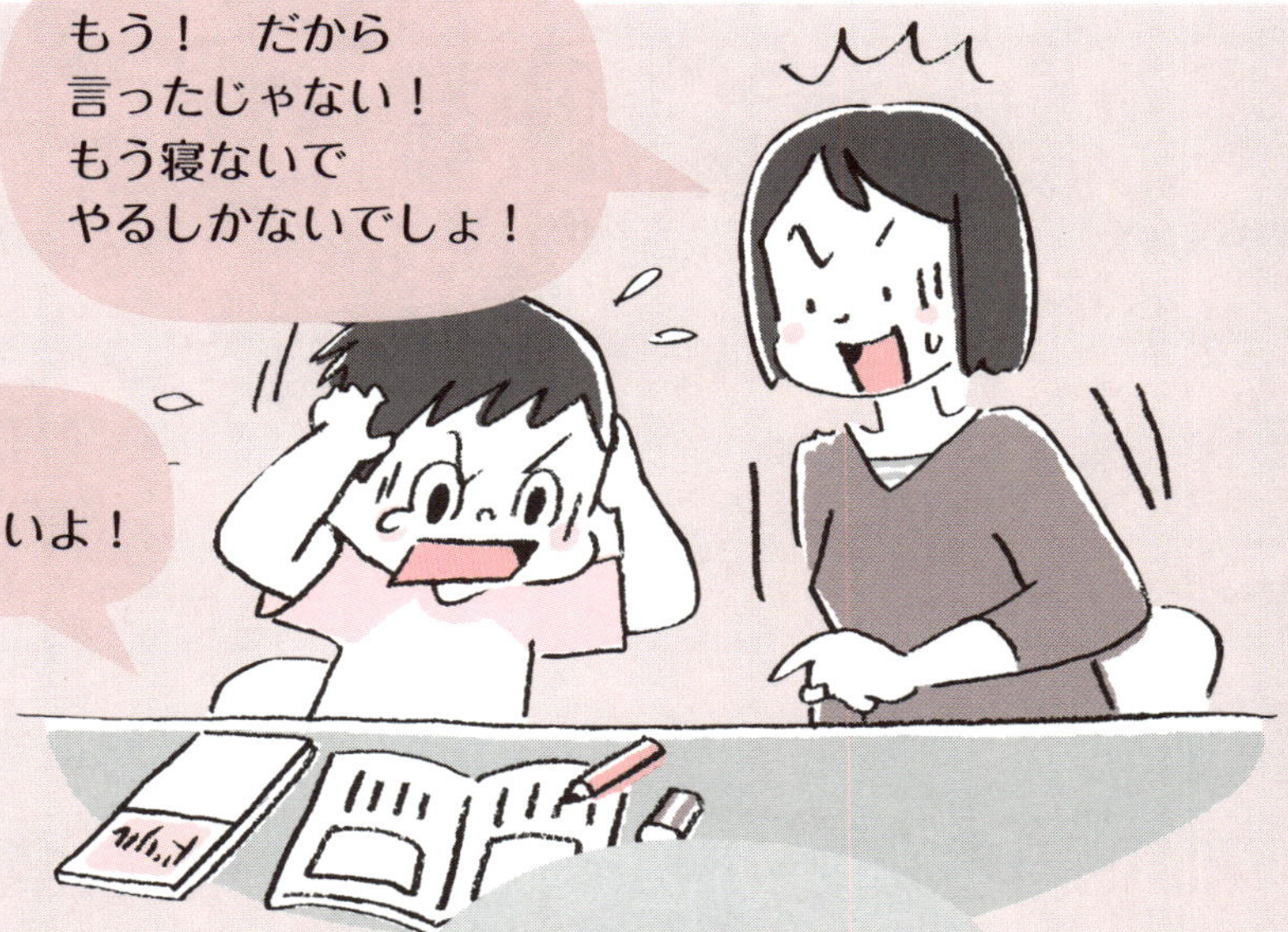
もう！　だから
言ったじゃない！
もう寝ないで
やるしかないでしょ！
絶対に
終わらないよ！

ギリギリでスタートする

夏休みの後半になっても、まだ遊んでいる。最終週になって、親が厳しく注意し、宿題の進行度を確認すると、ようやくスタートする

最終日には大騒ぎになる

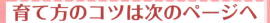

夏休みの最終日がきても宿題が終わらず、結局、家族全員に手伝ってもらうような大騒ぎになる。その騒ぎを毎年くり返す

育て方のコツは次のページへ

親やきょうだいに手伝ってもらって、宿題を効率よく進めていく。集中して課題をクリアするという経験になる

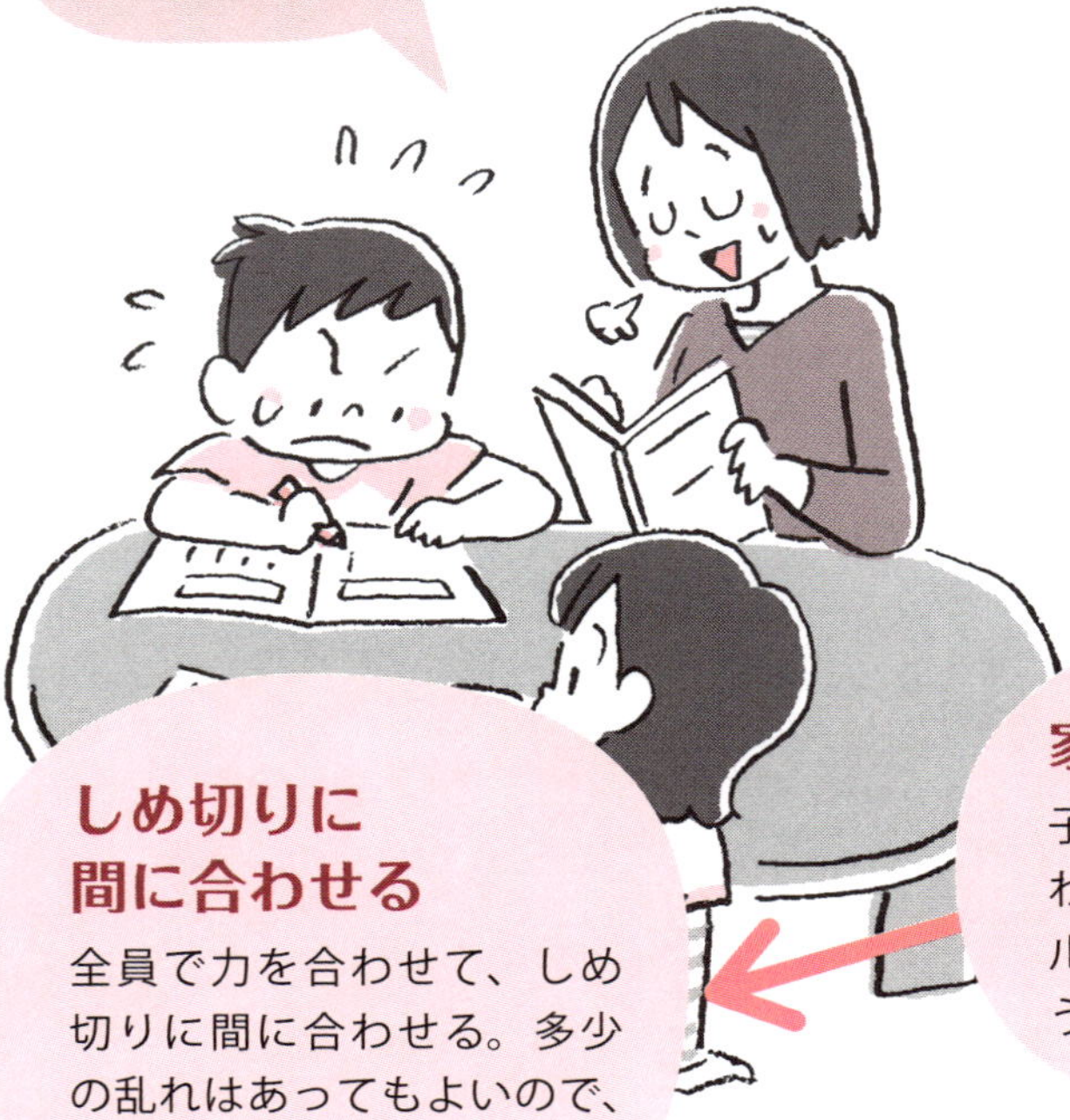

しめ切りに間に合わせる

全員で力を合わせて、しめ切りに間に合わせる。多少の乱れはあってもよいので、とにかくやりきる

家族みんなで手伝う

子どもが騒いで宿題が終わっていないことをアピールし、それを聞いて親やきょうだいがみんなで手伝う

育て方のコツ

そのままで OK ！

88 ページの例はトラブルのようにみえるかもしれませんが、じつはADHD の子どもを育てるうえで、適切な対応といえます。夏休みの宿題を通じて、子どもが自分の特徴を認識し、家族に手伝ってもらう方法を習得するのは、成長の一歩になっているのです。

夏休みの宿題

こんなふうに考えよう！

計画性は求めないほうがよい

夏休みの宿題が進まないというときに、ＡＤＨＤの子に計画的な進行を求めても、なかなかうまくいきません。

ＡＤＨＤの子はこまかい計画を立てることやそれを守ることが苦手なので、計画的にすればするほどストレスが増え、苦手意識が強くなっていきがちです。

むしろ成長のチャンスに

計画性を求めて子どもを追いこむよりも、その子のやり方に合わせましょう。夏休みの終盤になって子どもが危機感をもちはじめたら、親やきょうだいはＡＤＨＤの子を励まし、盛り立てながら、宿題を手伝ってみてください。

その子にとって、大きな課題を乗り越えるチャンスになり、自律スキルやソーシャルスキルを育てる機会にもなります。

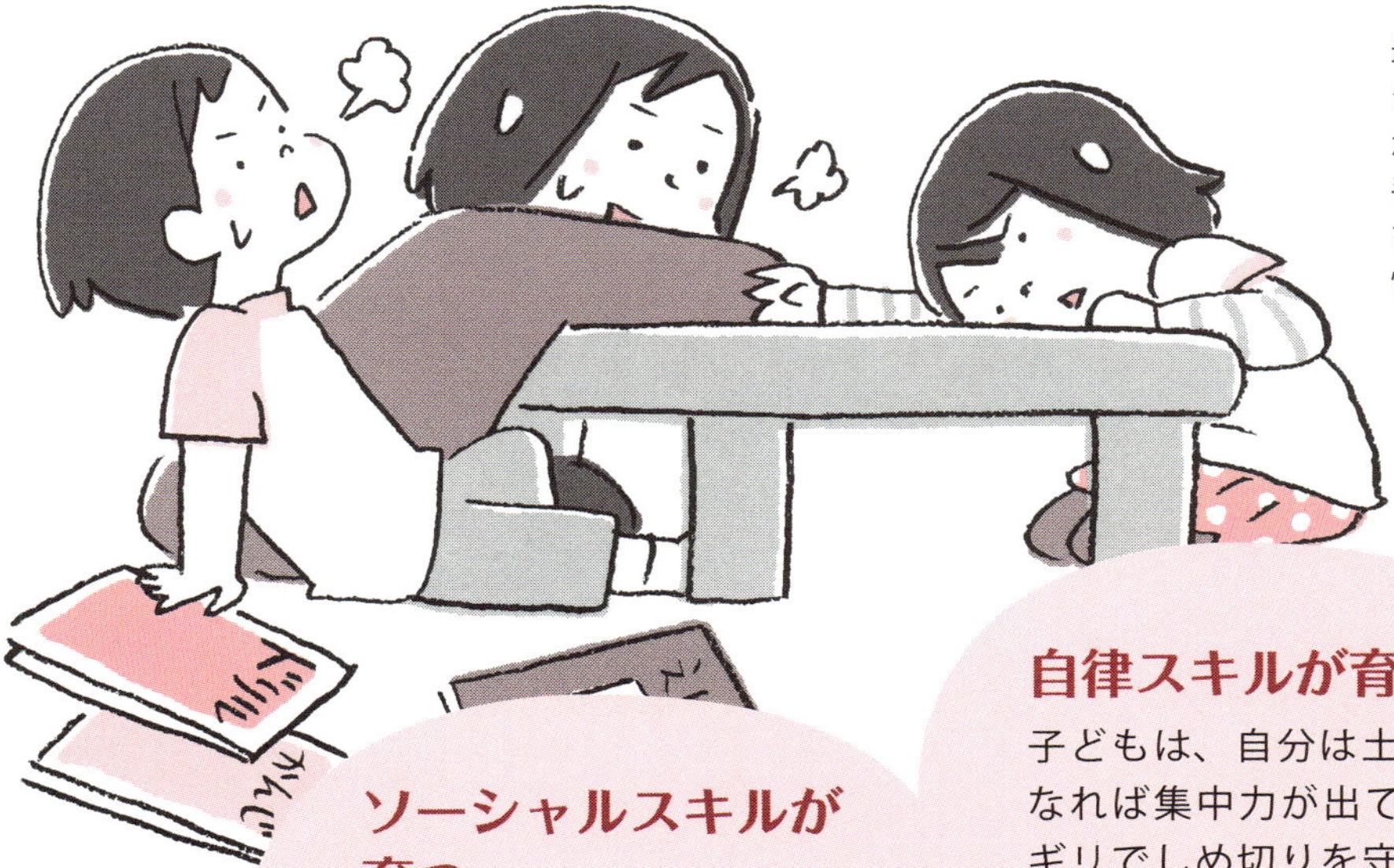

最後には家族全員が力尽きるような大騒ぎになるが、その体験を通じて、手伝ってもらうありがたさ、人を頼ることの重要性を実感する

自律スキルが育つ

子どもは、自分は土壇場になれば集中力が出て、ギリギリでしめ切りを守れるという自信をもつ。それが自律スキルにつながる

ソーシャルスキルが育つ

ひとりではやりきれないことも、家族に頼んで手伝ってもらえば達成できるという経験になる。それがソーシャルスキルにつながる

さらにサポート

「相談の練習」だと考える

毎年、同じような騒ぎが続く場合には、いつも同じように手伝うのではなく、子どもの成長に応じて交渉するのもよいでしょう。宿題をいつから、どの程度手伝うのか、子どもと相談してみてください。そのかけひきが子どもにとっては「相談の練習」になります。

子どもに自分ではどこまでできそうか、考えてもらう。それ以外のところを手伝う

子どもの求めるままにすべて手伝うのではなく、交渉して手伝いの範囲を決める

COLUMN

本人は優先順位をどのようにつけている？

やるべきことを無視しているわけではない

夏休みの宿題のように、期日までに済ませなければいけないことがあっても、ＡＤＨＤの子は、テレビやゲームなど趣味を楽しむことを優先してしまいがちです。

親はそれをみると、課題を先送りにして遊んでいると感じるかもしれません。しかし子どもには多くの場合、そのような意識はありません。思いついたことを忘れないうちに済ませ、それ以外のことは次にやろうと考えています。

その優先順位を変えるのは、簡単ではありません。ＡＤＨＤの子は、思いついたことを我慢するのが苦手だからです。

宿題に計画性を求めず、ギリギリでもよいので本人のペースで仕上げることをよしとするというのは、子どもの気持ちにそった、無理のない対応なのです。

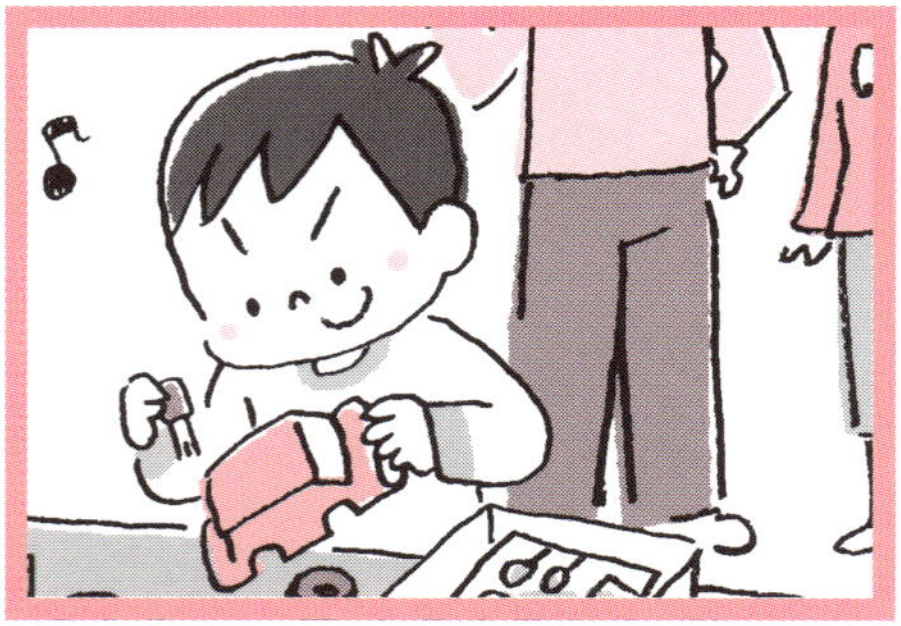

出発の時間にわざわざプラモデルをつくるのも、それが気になって仕方ないから。少し早めに声をかけることで、問題は解消する

よくあるパターン

本人は「いまつくっておかないと、帰ってくるころには忘れてしまう」と思っている

そして「つくってからでも、出発の時間には十分に間に合う」と根拠なく考えている

巻末付録

薬物療法をおこなうのはどんなとき？

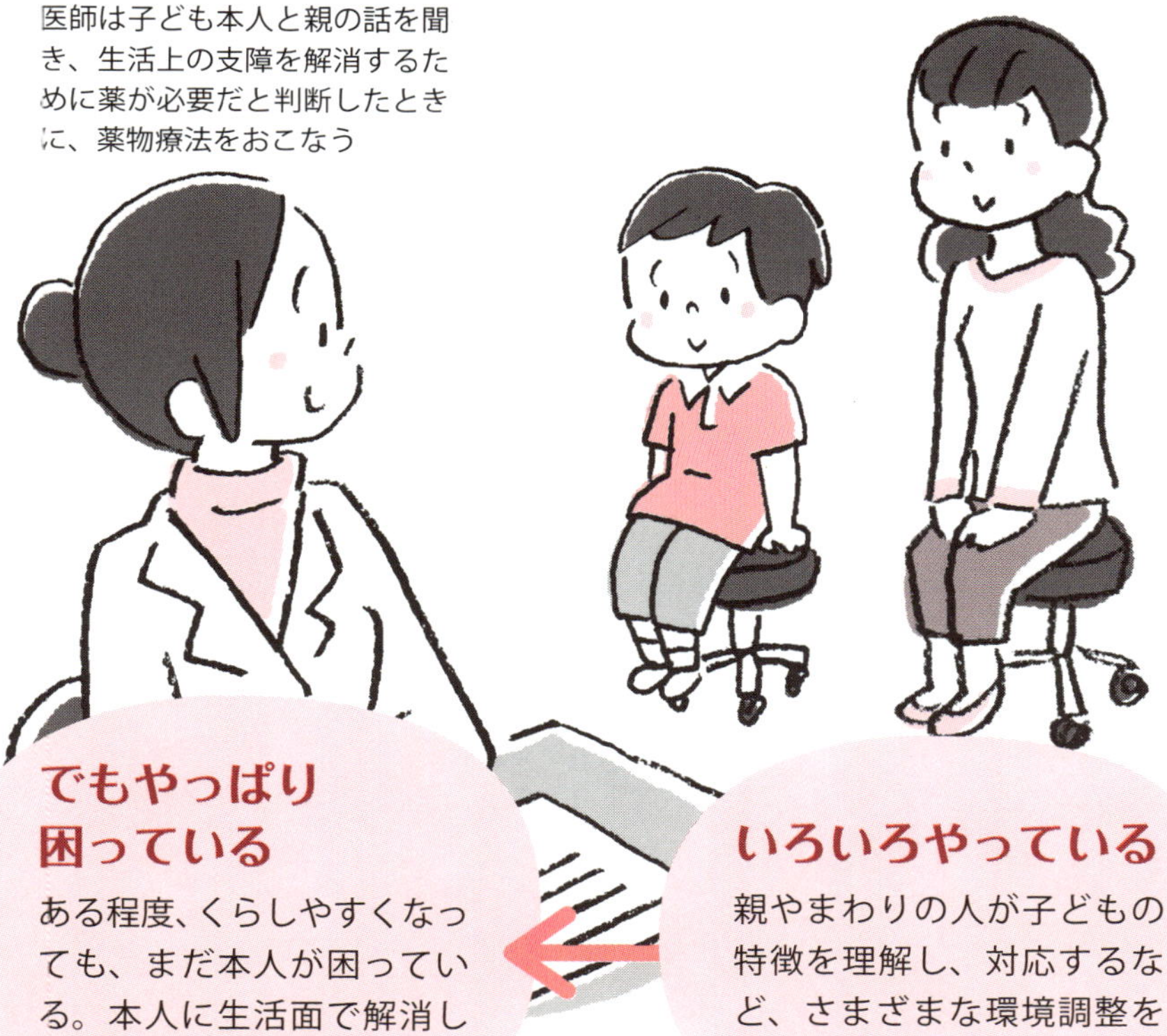
いろいろやっている
親やまわりの人が子どもの特徴を理解し、対応するなど、さまざまな環境調整をすでに手がけている
でもやっぱり困っている
ある程度、くらしやすくなっても、まだ本人が困っている。本人に生活面で解消したい悩みや困難がある

医師は子ども本人と親の話を聞き、生活上の支障を解消するために薬が必要だと判断したときに、薬物療法をおこなう

本人もまわりも困っているとき

ＡＤＨＤによって生活上の支障が出ているときには、この本で解説したように、子どもの特徴を理解し、生活面でさまざまな見直しをおこなうことが必要です。

しかし、それだけでは悩みがなかなか解消しないケースもあります。その場合に、薬物療法が検討されます。

診察を続けるなかで、途中から薬物療法をおこなうこともあれば、初回の診察から環境調整と薬物療法を併用することもあります。

子ども本人と家族の状態や生活面の希望などによって、そのタイミングは異なります。

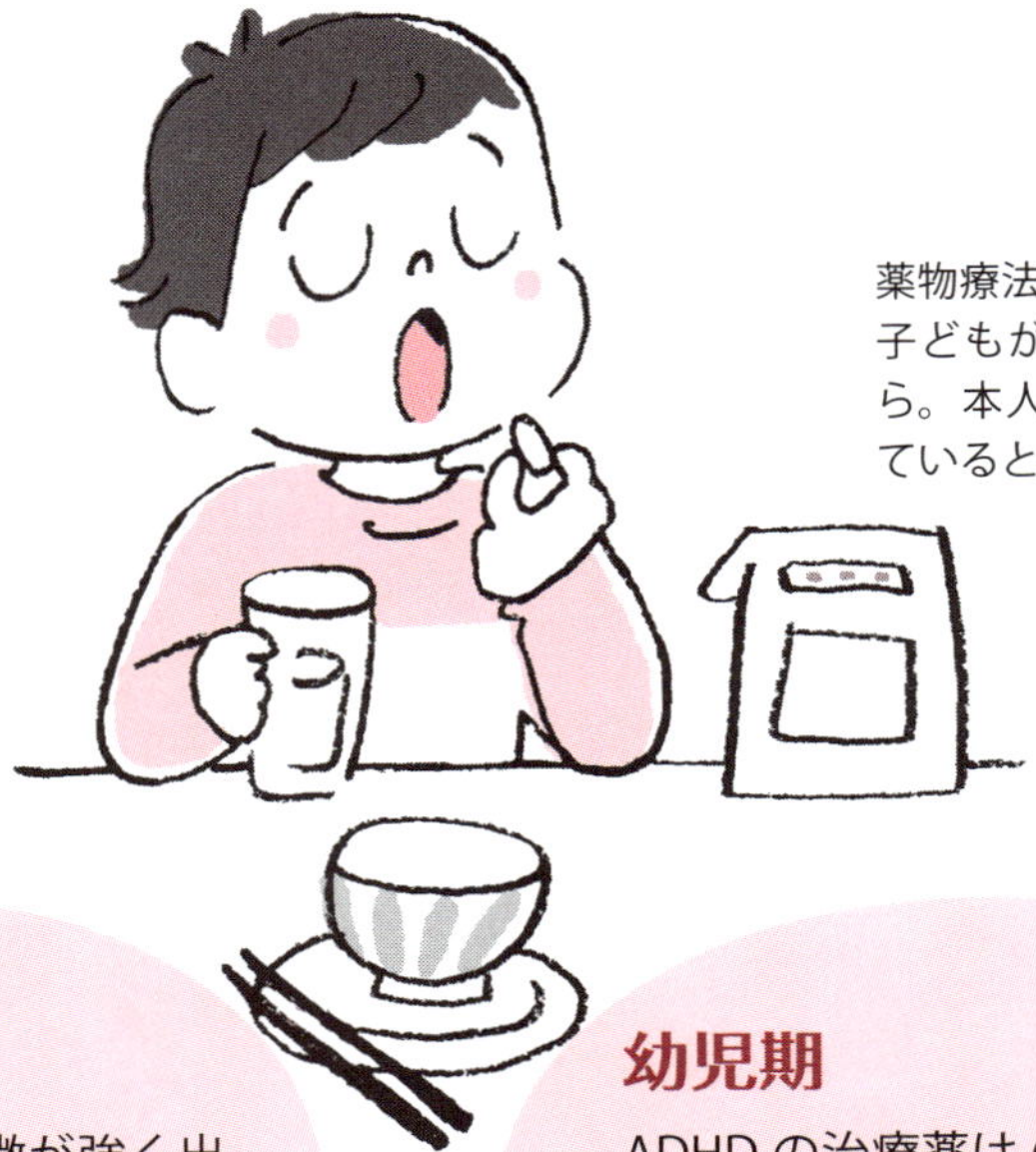

薬物療法をおこなうのは、子どもが６歳をすぎてから。本人が納得して使っているということが大切

小学生時代

６歳以上で、ADHD の特徴が強く出ていて、その影響で生活上の支障がある場合には、薬物療法が検討される。ただし、最初は少量からはじめて、様子をみながら量を増やしていくなど、慎重な対応が必要となる

幼児期

ADHD の治療薬は６歳以上で適応となる。幼児期には多動がどんなに強く現れていても、原則的に ADHD の薬物療法をおこなうことはない。この頃はまだ診断が難しいということもあり、環境調整をしながら様子をみる

幼児期は薬を使わない

子どもが落ち着きなく動き回って、集団行動で問題が起きていたとしても、幼児期には薬は使いません。ＡＤＨＤの治療薬は、６歳以上の子を対象としています。

また、６歳をすぎても、安易に薬に頼るべきではありません。子どもにＡＤＨＤ特有の行動が強く出ている場合にかぎり、薬を少量から使いはじめ、様子をみながら増やしていきます。

効果を確認しながら治療を進める

薬物療法をおこなうと、薬の影響が強く出て、子ども本来の活発な部分がかなりおさえられてしまう場合もあります。

そのときには、医師は本人や家族と相談し、どのような生活を望むのか確認しながら、量や使い方を調整していきます。

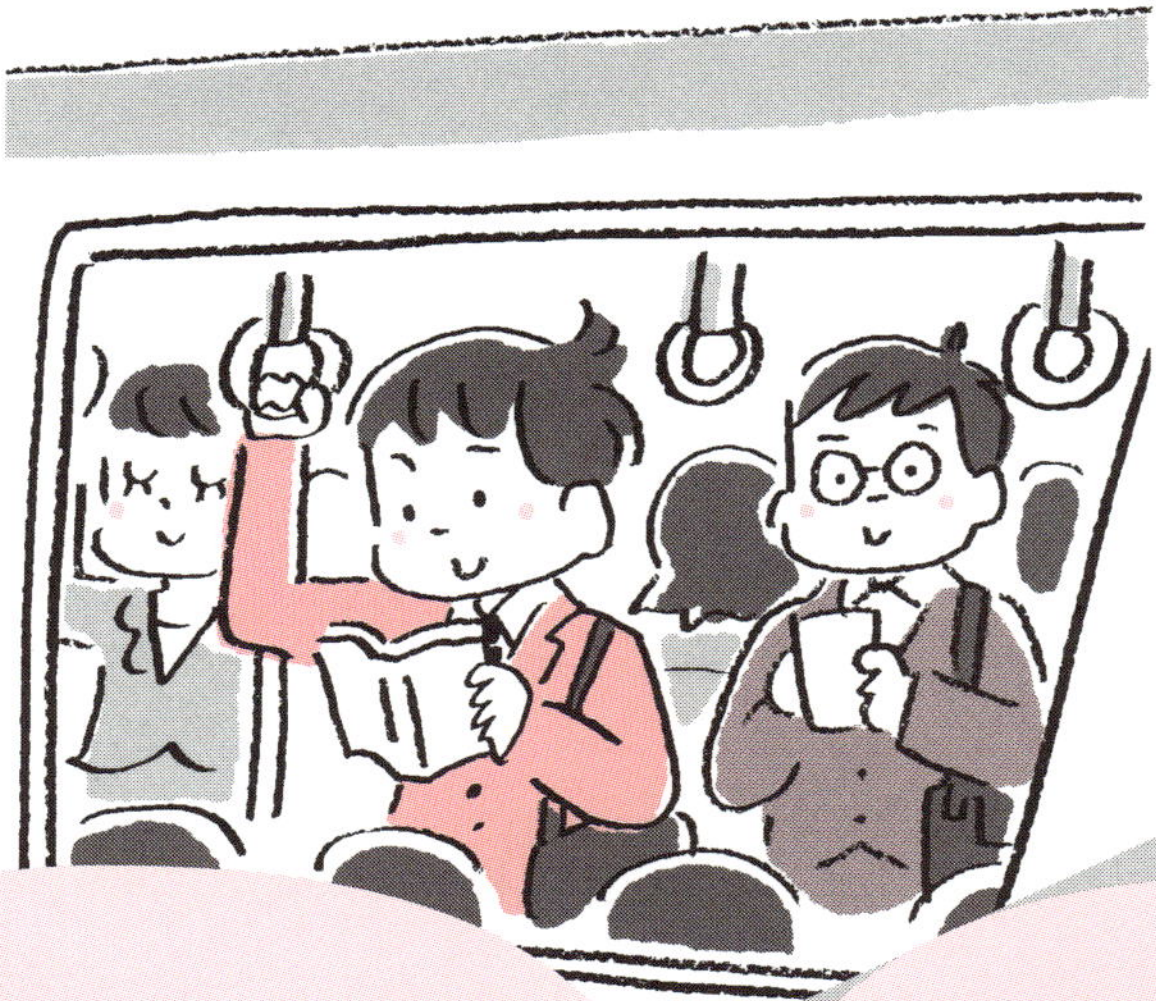

大人になる頃には多動がある程度おさまり、衝動性や不注意には環境調整で対応できて、薬が不要になるという人もいる

薬の使用量の増減（一例）

中高生時代

小学生時代から続いて薬を服用する子もいるが、中高生になると多動がおさまってくる子もいて、その場合には量を減らしたり、薬を使わなくなったりすることもある。子どもの状態の変化に応じて調整する

成人期以降

ADHD の治療薬には、成人後にも引き続き使えるものがある。不注意などの特徴が強く出て、生活や仕事に問題が起きている場合などに薬物療法が検討される。子どもの頃から支援を受けてきた場合、薬が不要になることもある

どんなことを対象にする？

ADHD の子どもや大人への薬物療法は、主に 3 つの困難や症状を対象としておこなわれます。ひとつは ADHD の特徴で、あとのふたつは二次的に引き起こされてしまったさまざまな症状です。いずれも、薬物以外の対応だけでは不十分な場合に、薬の使用が検討されます。

- **ADHD の特徴**……多動性、衝動性、不注意が強すぎて生活上の支障となっている
- **情緒的に不安定な状態**……生活上のストレスなどによって、うつや不安、興奮、パニック、自傷行為といった症状が引き起こされ、二次的な障害となっている
- **睡眠障害**……不眠や睡眠リズムの乱れなどが起こり、心身の不調につながっている

子どもによって影響は異なる

ADHDの治療薬にはコンサータ、ストラテラ、インチュニブという3種類（※）があります。

それぞれに作用が異なり、子どもの生活に合うものを確認しながら使っていく必要があります。そのため、薬物療法ではまずひとつの薬を試し、生活への影響をみながら、そのまま継続するか、薬を切り替えるか、検討します。

ひとつの薬を使うことで学校生活が安定するようなら、その治療を続けて、様子をみる

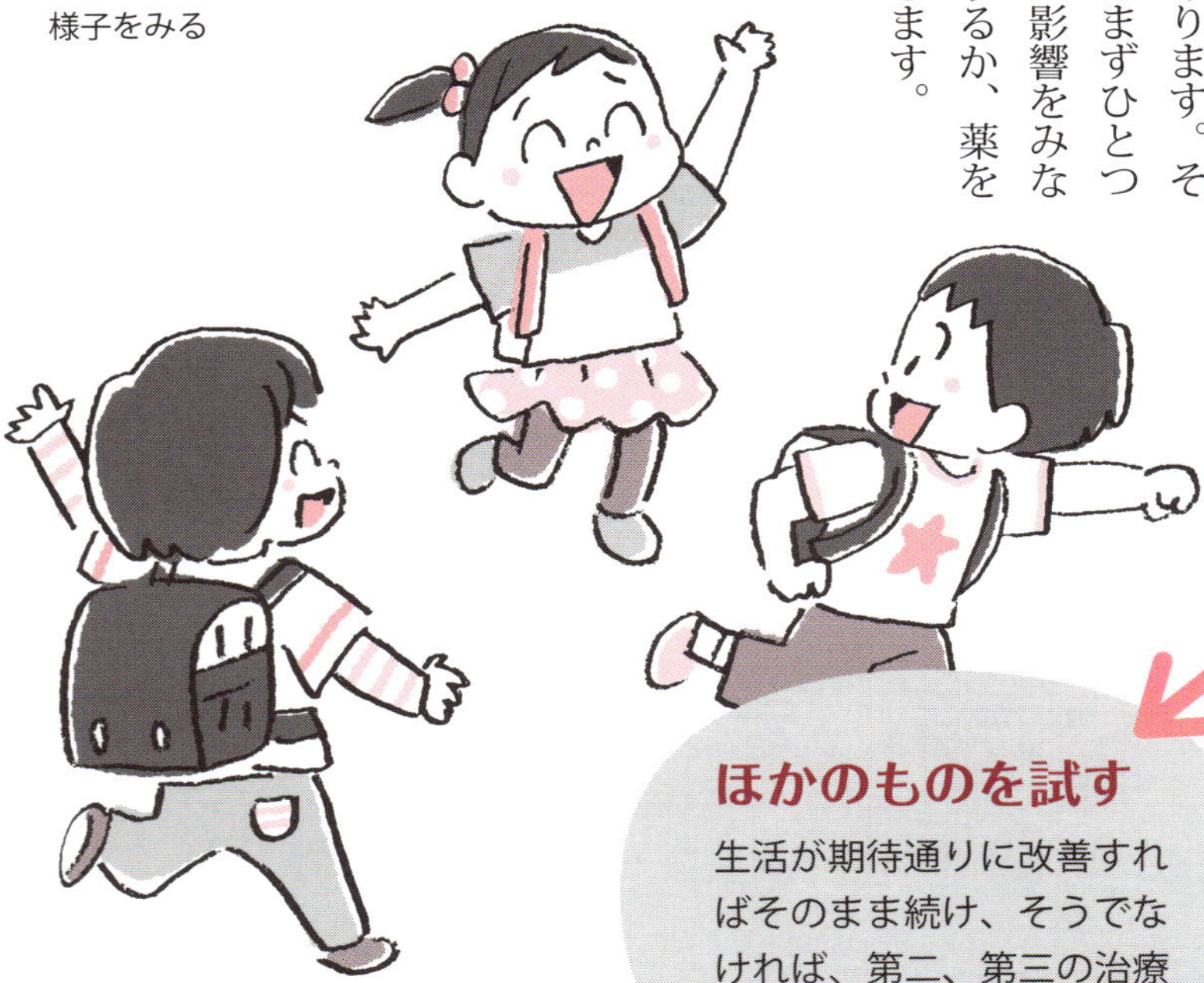

ひとつの薬を試す

ADHDの治療薬のなかで、子どもの状態や生活スタイルに合うものをまずひとつ、試してみる

ほかのものを試す

生活が期待通りに改善すればそのまま続け、そうでなければ、第二、第三の治療薬に切り替える

併用や変更を検討する

ひとつの薬では生活が改善しない場合には、複数を併用することを検討する

薬の選び方やその効果を確認する期間など、薬物療法の詳細は、子どもの状態や医師の見立てによって異なります。くわしくは、医師に相談してください。

※刊行当時の情報です。その後、ビバンセという治療薬も承認され、2019年12月から使用されています。

ADHDの治療薬

コンサータ

商品名がコンサータで、一般名（薬名）はメチルフェニデート塩酸塩。中枢神経刺激薬。6歳以上の子どもや大人に使われる。

作用

脳内物質のドーパミンやノルアドレナリンの濃度を高め、特定の脳機能を活性化させると考えられている。それによって不注意、多動性、衝動性を軽減させる作用がある。副作用として食欲不振や睡眠障害が起こることがある

使い方

錠剤で18mg、27mg、36mgの3種類があり、18歳未満の子どもは合計で54mgまで服用できる。徐々に作用する「徐放錠」という形状になっている。原則として1日に1回、朝に服用。効果は30分ほどで現れ、その後約12時間持続する

ストラテラ

商品名がストラテラで、一般名（薬名）はアトモキセチン塩酸塩。選択的ノルアドレナリン再取り込み阻害薬。6歳以上の子どもや大人に使われる。

作用

脳内物質のノルアドレナリンが神経細胞から放出され、再び取り込まれる働きを防ぐ作用がある。それによって不注意、多動性、衝動性を軽減させる。副作用として吐き気や食欲不振、眠気が起こることがある

使い方

5mg～40mgの4種のカプセルと、0.4%含有の内用液がある。1日に2回服用する場合が多い。少量からスタートし、3～4段階に分けて増量することが多い。それによって初期の副作用を減らせる。効果が出るまでに3～4週間かかる

インチュニブ

商品名がインチュニブ、一般名（薬名）はグアンファシン塩酸塩。選択的α2Aアドレナリン受容体作動薬。6歳以上の子どもが適応だが、成人後に継続使用することができる。

作用

神経細胞のα2Aアドレナリン受容体を刺激して、脳内物質の伝達を増強させると考えられている。それによって不注意、多動性、衝動性を軽減させる作用がある。副作用として眠気や血圧の低下、頭痛などが起こることがある

使い方

1mgと3mgの錠剤があり、基本的には1日に1回使用する。少量からスタートし、量を調整する。体重50kg未満の子どもでは最大で5mg。服用をはじめてから効果が出るまでに1～2週間かかる

そのほかに治療に使われる薬

抗精神病薬

- 商品名エビリファイ（アリピプラゾール）
- 商品名リスパダール（リスペリドン）

ADHD の治療薬では興奮しやすい状態がおさまらず、ASD が並存していて、それによる攻撃性が強くみられる場合に、ごく少量、使用する場合がある。上記の 2 種類のみ使用でき、ジェネリック医薬品は認可されていない

抗うつ薬

- フルボキサミン（商品名ルボックス、デプロメール）
- ミルナシプラン（商品名トレドミン）など

抑うつ症状など、二次的な障害が現れている場合に検討される

抗不安薬

- ジアゼパム（商品名セルシン）
- ブロマゼパム（商品名レキソタン）
- ロラゼパム（商品名ワイパックス）など

二次的な障害が現れ、不安が強い場合に検討される

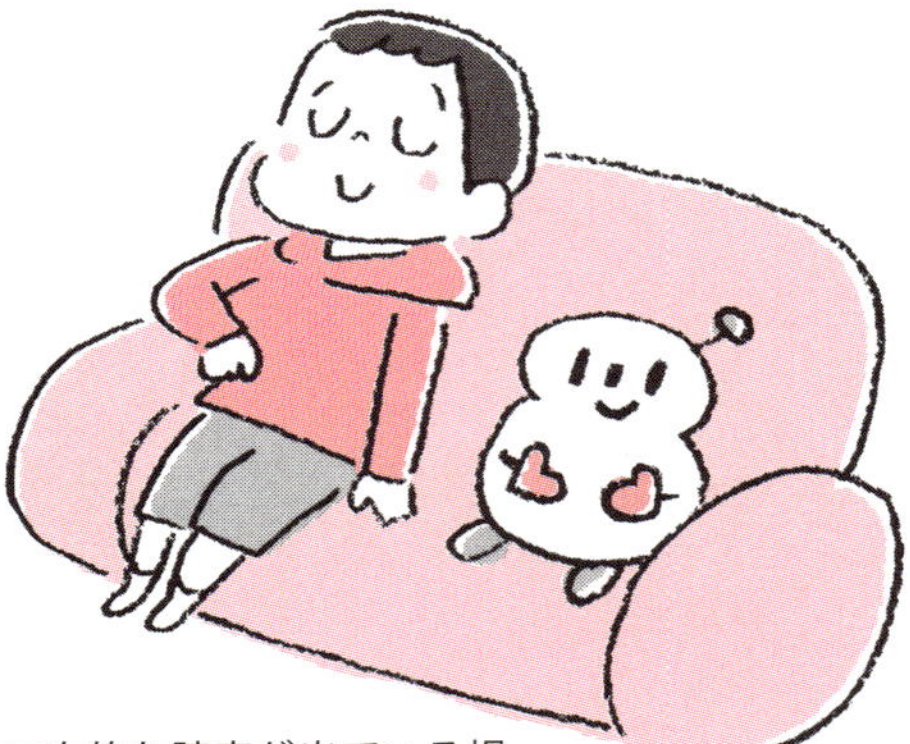

二次的な障害が出ている場合に、状態を落ち着けるために薬を使うことがある

改善しにくいときにはほかの薬も使う

ＡＤＨＤの特徴が強く出ているときには、治療薬を使いますが、それでも子どもの興奮しやすいところなどがおさまらないことがあります。

そのように状態が改善しにくいとき、ＡＳＤが併存していて「易刺激性（反応しやすい性質）」がある場合には、それに対して薬を使うこともあります。

二次的な障害が起こると薬が必要に

また、二次的な障害が出た場合にも、ＡＤＨＤの治療薬以外に、抗うつ薬や抗不安薬などの薬を使って治療していきます。

薬を使ってうつや不安などの症状を軽減させることで、子どもの心身が安定し、環境調整やＡＤＨＤへの薬物療法をおこないやすくなります。

■監修者プロフィール

本田秀夫（ほんだ・ひでお）

信州大学医学部子どものこころの発達医学教室教授。特定非営利活動法人ネスト・ジャパン代表理事。精神科医師。医学博士。

1988年、東京大学医学部を卒業。同大学附属病院、国立精神・神経センター武蔵病院、横浜市総合リハビリテーションセンター、山梨県立こころの発達総合支援センター、信州大学医学部附属病院をへて、2018年から現職。日本自閉症協会理事。

主な著書に『自閉症スペクトラム　10人に1人が抱える「生きづらさ」の正体』（ソフトバンク クリエイティブ）など。

日戸由刈（にっと・ゆかり）

相模女子大学人間社会学部人間心理学科教授。博士（教育学）。公認心理師。臨床心理士。臨床発達心理士。精神保健福祉士。筑波大学大学院修士課程教育研究科修了。横浜市総合リハビリテーションセンターをへて、2018年より現職。発達障害の人の幼児期から成人期へといたるライフサイクル全体への支援をおこなっている。主な著書に『わが子が発達障害と診断されたら』（共著、すばる舎）など。

健康ライブラリー

ADHDの子《こ》の
育《そだ》て方《かた》のコツがわかる本《ほん》

2017年9月26日　第1刷発行
2024年8月5日　第12刷発行

監修　本田秀夫（ほんだ・ひでお）
　　　日戸由刈（にっと・ゆかり）

発行者　森田浩章

発行所　株式会社 講談社
東京都文京区音羽2丁目-12-21
郵便番号　112-8001
電話番号　編集　03-5395-3560
　　　　　販売　03-5395-4415
　　　　　業務　03-5395-3615

印刷所　TOPPAN株式会社

製本所　株式会社若林製本工場

N.D.C.493　98p　21cm

ISBN978-4-06-259862-0

●取材協力
萬木はるか（京都市発達障害者支援センター「かがやき」）
地内亜紀子（横浜市総合リハビリテーションセンター）

●編集協力　オフィス201（石川 智）
●カバーデザイン　岡本歌織（next door design）
●カバーイラスト　nachicco
●本文デザイン　南雲デザイン
●本文イラスト　池田八惠子

■参考文献・参考資料

本田秀夫講演「ADHDの支援・治療」（信州大学動画チャンネル）
http://www.shinshu-u.ac.jp/movie/2016/04/67712.html

本田秀夫インタビュー「注意欠陥・多動性障害（ADHD）への支援と治療―周囲はどのように接すればよいか？」（メディカルノート）
https://medicalnote.jp/contents/160622-001-GQ

本田秀夫／日戸由刈編著『アスペルガー症候群のある子どものための　新キャリア教育　――小・中学生のいま、家庭と学校でできること』（金子書房）

本田秀夫著『子どもから大人への発達精神医学　――自閉症スペクトラム・ADHD・知的障害の基礎と実践――』（金剛出版）

本田秀夫著『自閉症スペクトラム　10人に1人が抱える「生きづらさ」の正体』（ソフトバンク　クリエイティブ）

本田秀夫／日戸由刈監修『自閉症スペクトラムの子のソーシャルスキルを育てる本　幼児・小学生編』『同　思春期編』（講談社）

柘植雅義監修、本田秀夫編著『発達障害の早期発見・早期療育・親支援』（金子書房）